Monthly Book

JN115610

Medical Rehabilitation

編集企画にあたって………

　私が嚥下内視鏡検査：VE を開始したのは 2000 年，松阪中央総合病院に在職中のことである．嚥下造影検査は実施していたが，急性期のベッドサイドの患者の嚥下評価が可能な VE を第 6 回日本摂食・嚥下リハビリテーション学会学術集会（その頃は摂食嚥下ではなく摂食・嚥下を採用していた）での講演を聴講したことをきっかけとして耳鼻科医師から鼻咽喉ファイバースコープの使用法を指導していただき，Langmore SE の FEES の文献（Fiberoptic endoscopic examination of swallowing safety：a new procedure. Dysphagia, 1988）を頼りに無我夢中で開始したことが今となっては懐かしく思われる．現在では急性期 ICU 病棟から一般病棟，回復期病棟，地域包括ケア病棟，在宅医療，介護・福祉施設などそのフィールドは多岐にわたり，評価・診断だけでなく治療・訓練方法や患者家族への食事指導など活用方法も多彩となっている．また，日本では実施者は医師・歯科医師が中心であるが，欧米では SLP（日本では ST に相当）やリハビリテーションスタッフなどが FEES の研修プログラムを受けたうえで実施している状況である．日本では摂食嚥下障害看護認定看護師による評価も臨床研究の中で一部開始される段階に入っている．このように VE の活用フィールドが広がり，活用方法も多彩となり，VE の術者や評価を活用するスタッフも多職種が関与するようになってきていることから，VE の研修・指導体制や評価方法の一般化，さらにリスク管理やインフォームドコンセントなどの倫理的配慮も再確認する時期と考えられた．

　今回の特集では，様々な分野で実施されるようになってきた VE について急性期（ICU での挿管・気管患者）・回復期（VE 活用バイオフィードバック練習）・生活期（在宅医療での訪問 VE）での活用法，嚥下障害を有する小児の特徴と VE 実施の留意点について解説していただいた．また，米国や欧州での FEES の研修とともに日本における VE 研修方法の紹介，兵頭スコアの活用法，ST から見た VE の活用方法を KR, KP の考え方に沿って紹介していただいた．認定看護師が参加する嚥下回診も具体的に紹介していただき，示唆に富む内容が多いと思われる．最後に藤島先生からは，VE のリスク管理と倫理的な側面について解説していただいた．多くは安全に実施できる検査法ではあるが，過信することなく全身状態を把握し，検査の目標を設定して丁寧に患者・家族に説明したうえでインフォームドコンセントを得ることが重要であり，再度襟を正して認識すべき点と考える．

　私自身多くの分野で実施してきた VE であるが，ある意味我流で進めてきた思いがある．本企画は，それぞれの分野で特に精通した先生たちにお願いし，経験に基づいた内容で執筆していただいた．様々な角度から VE を再認識することができ，多くの方に実際の臨床で役立つヒントを提供できたのではないかと思われる．若手から大御所まで快くこの企画に賛同していただき，それぞれの分野における tips を存分に解説していただいた．私自身が多くの示唆を得ることができ，大変勉強になった．多くの読者にも同様の感想を抱いていただけると思われる．この場を借りて感謝申し上げる．

2023 年 7 月
太田喜久夫

Key Words Index

Writers File

ライターズファイル（50音順）

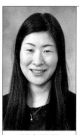

稲本陽子（いなもと ようこ）

1999年	南山大学卒業
2001年	日本聴能言語福祉学院卒業
	刈谷豊田総合病院リハビリテーション科,医員
2006年	米国Johns Hopkins大学留学
2010年	藤田保健衛生大学病院リハビリテーション科
	同大学大学院保健学研究科修士課程修了
2011年	同大学医療科学部リハビリテーション学科,講師
2014年	同大学医学部大学院博士課程修了
2015年	同大学医療科学部リハビリテーション学科,准教授
2019年	藤田医科大学保健衛生学部リハビリテーション学科,教授

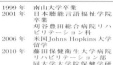

木下憲治（きのした けんじ）

1983年	北海道大学歯学部卒業
1987年	同大学大学院歯学研究科修了
	同大学歯学部附属病院,医員
1988年	同病院,助手
1995年	同,講師
2003年	北海道医療大学 医科歯科クリニック,助教授
2007年	同大学病院,准教授
2010年	同大学心理科学部 言語聴覚療法学科,教授
2015年	同大学リハビリテーション科学部言語聴覚療法学科,教授
2020年	同大学病院歯科部,客員教授

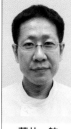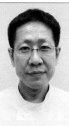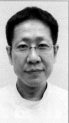

藤井 航（ふじい わたる）

1998年	愛知学院大学歯学部卒業
	藤田保健衛生大学（現,藤田医科大学）医学部歯科口腔外科入局
2004年	同大学大学院修了
2007年	同大学医学部歯科口腔外科,助教
	同大学七栗サナトリウム（現,七栗記念病院）歯科
2013年	同,講師
2015年	九州歯科大学歯学部歯学科老年障害者歯科学分野,准教授
2018年	同大学歯学部口腔保健学科地域・多職種連携教育ユニット,教授
2021年	同,教授

太田喜久夫（おおた きくお）

1983年	三重大学卒業
1986年	東京都医学部附属病院リハビリテーション部,医員
1991年	東京都リハビリテーション病院,医師
1992年	帝京大学市原病院リハビリテーション科,助手
1998年	国立長寿医療研究センター老人ケア研究部門リハビリテーション研究室,室長
2000年	厚生連松阪中央総合病院リハビリテーション科,医長
2006年	同,部長
2011年	藤田保健衛生大学医療科学部リハビリテーション学科,教授
2013年	国際医療福祉大学病院リハビリテーション科,教授
	藤田保健衛生大学大学院保健学研究科,客員教授
2018年	藤田医科大学ロボット技術活用地域リハビリ医学,客員教授

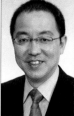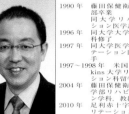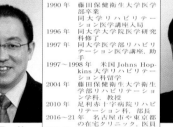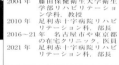

柴田斉子（しばた せいこ）

1994年	東京女子医科大学卒業
	名古屋第一赤十字病院臨床研修医
1996年	公立学校共済東海中央病院,医員
1998年	藤田保健衛生大学医学部リハビリテーション医学I講座,助手
1999〜2000年	Johns Hopkins大学リハビリテーション科留学
2001年	藤田保健衛生大学医学部リハビリテーション医学講座,助教
2003年	八尾はあとふる病院,医長
2006年	関西医科大学リハビリテーション科,助教
2010年	藤田保健衛生大学医学部リハビリテーション医学I講座,助教
2012年	同,講師
2018年	同,臨床准教授
2021年	同,准教授

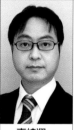

藤島一郎（ふじしま いちろう）

1975年	東京大学農学部林学科卒業
1982年	浜松医科大学医学部医学科卒業
1982〜87年	同学医学部附属病院脳神経外科医員,研修医
	聖隷浜松病院脳神経外科,聖隷三方原病院脳神経外科
1988年	東京大学医学部附属病院脳神経外科,医員
1989年	聖隷三方原病院理学診療科,医長
1995年	同病院リハビリテーション,診療科科長
2002年	同病院リハビリテーションセンター,センター長/部長
2008年	浜松市リハビリテーション病院,病院長
2023年	同病院,特別顧問

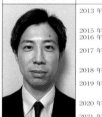

小川真央（おがわ まお）

2013年	三重大学卒業
	刈谷豊田総合病院,初期研修医
2015年	同病院総合内科,医員
2016年	同病院リハビリテーション科,医員
2017年	藤田保健衛生大学医学部リハビリテーション医学I講座,助教
2018年	ドイツUniversitätsklinikum Münster留学
2019年	藤田医科大学医学部リハビリテーション医学I講座,助教
2020年	同大学大学院医学研究科博士課程修了
2021年	同大学医学部ロボット技術活用リハビリ医学寄附講座,助教
2023年	北海道大学病院リハビリテーション科,講師

馬場 尊（ばば みこと）

1990年	藤田保健衛生大学医学部卒業
	同大学リハビリテーション医学講座入局
1996年	同大学大学院医学研究科修了
1997年	同大学医学部リハビリテーション医学講座,助手
1997〜1998年	米国Johns Hopkins大学リハビリテーション科留学
2004年	藤田保健衛生大学医学部衛生学科,教授
2010年	足利赤十字病院リハビリテーション科,部長
2016〜21年	名古屋市や東京都の在宅クリニック,医員
2021年	足利赤十字病院リハビリテーション科,部長

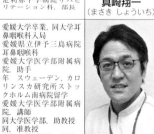

真崎翔一（まさき しょういち）

2015年	藤田保健衛生大学卒業
	中部労災病院,初期研修医
2017年	JR東京総合病院
2018年	国立障害者リハビリテーションセンター病院
	東京大学医学部附属病院リハビリテーション科
2019年	ねりま健育会病院
2020年	荏原病院
2021年	東京病院
2022年	東京大学医学部附属病院リハビリテーション科,助教
2023年	東京大学大学院医学系研究科神経科学専攻博士課程入学

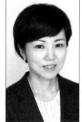

兼岡麻子（かねおか あさこ）

2000年	国立障害者リハビリテーションセンター学院卒業
2000年	埼玉県立小児医療センターほか兼務
2005年	新潟大学医歯学総合病院 総合リハビリテーションセンター
2009年	東京大学医学部附属病院リハビリテーション部
2011年	ボストン大学大学院留学
2016年	同大学大学院博士課程修了
	東京大学医学部附属病院リハビリテーション部言語聴覚療法,主任
2020年	東京大学医学部附属病院リハビリテーション部言語聴覚療法,主任
2021年	同大学医学部附属病院摂食嚥下センター,副センター長

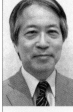

兵頭政光（ひょうどう まさみつ）

1983年	愛媛大学卒業,同大学耳鼻咽喉科入局
1986年	愛媛県立伊予三島病院耳鼻咽喉科
1990年	愛媛大学医学部附属病院,助手
1995〜96年	スウェーデン,カロリンスカ研究所ストックホルム南病院留学
1998年	愛媛大学医学部附属病院,講師
2000年	同大学医学部,助教授
2007年	同,准教授
2008年	高知大学医学部,教授

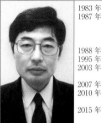

三鬼達人（みき たつと）

1998年	半田常滑看護専門学校卒業 看護師免許取得
	藤田医科大学病院 脳神経外科
2006年	認定看護師教育課程 摂食嚥下障害看護分野卒業
	日本看護協会 摂食・嚥下障害看護認定看護師取得
2009年	藤田医科大学病院看護部,看護副主任
2011年	同,SCU（脳卒中センター）
2012年	同看護部,看護主任
2015年	同,脳神経外科・脳卒中科看護部,看護長
2018年	同,回復期リハビリテーション
2020年	同,看護部長室,看護長
2022年	藤田医科大学ばんたね病院
2023年	同,看護部室,看護副部長

Contents

嚥下内視鏡検査(VE) 治療・訓練に役立つ Tips
―担当分野ごとのポイントを把握しよう!―

編集企画／藤田医科大学教授　太田喜久夫

Monthly Book

MEDICAL REHABILITATION No. 291 / 2023.8 目次

編集主幹／宮野佐年　水間正澄

読んでいただきたい文献紹介

　摂食嚥下リハビリテーションに関する本や文献は数多く出版されている．様々な切り口で解説されており，本誌も同様に嚥下内視鏡検査 VE の治療・訓練に役立つ Tips として編集させていただいた．切り口が異なると新たな視点が見つかり，臨床場面で役立つことは多いのであるが，さらに摂食嚥下リハビリテーションの世界に深く入り込むと，多くの切り口はかえって進むべき道を迷宮化させる危険がある．それを防ぐには，基本となる摂食嚥下の基礎医学，基礎科学を理解することではないかと思う．

　嚥下内視鏡検査：VE に限定するにしても，VE 画像をさらに深く理解するためには VE 画像が映し出している現象のメカニズムを知る必要があり，そのためには解剖学，VF 画像，嚥下 CT 画像，マノメトリーでの圧変化などが理解できるようになることが重要ではないかと思われる．したがって，回り道をするようではあるが，まず成書の基礎編；解剖・生理・摂食嚥下のモデルなどを熟読されることをおすすめする．また，日本摂食嚥下学会の会員になると e-learning での学習もおすすめである．VE だけでなく，VF などの嚥下動態に関する動画も多いので，嚥下動態を理解しやすくなる．これを頭の中に描けるようになると臨機応変に嚥下状態を評価し今後のマネージメントに役立てることが可能となるように思われる．

　以下に VE の評価に役立つ成書や雑誌などを紹介するので参考にしていただきたい．

1) Langmore SE(編著)藤島一郎(監訳)：嚥下障害の内視鏡検査と治療，医歯薬出版，2002.
2) 才藤栄一，植田耕一郎(監修)：摂食嚥下リハビリテーション　第 3 版，医歯薬出版，2016.
3) 出江紳一(編集)：摂食嚥下障害リハビリテーション ABC. *MB Med Reha*, **212**, 2017.
4) 青柳陽一郎(編集)：これでナットク！　摂食嚥下機能評価のコツ. *MB Med Reha*, **240**, 2019.
5) 日本摂食嚥下リハビリテーション学会(編集)：日本摂食嚥下リハビリテーション学会 e ラーニング対応　第 3 分野　摂食嚥下障害の評価　Ver.3，医歯薬出版，2020.
6) 小口和代(監修)：リハビリ患者さんの "食べたい" を全力で支えるケア リハビリナース秋季増刊，へるす出版，2019.
7) 藤島一郎(監修)：疾患別嚥下障害，医歯薬出版，2022.
8) Ota K, et al：Effect of postural combinations–the reclined seated position combined with head rotation–on the transport of boluses and aspiration. *Jpn J Compr Rehabil Sci*, **2**：36-41, 2011.

　なお，上記 2)，3)，4)，5) の VE に関する執筆は筆者が担当した．VE の学習の参考にしていただければ幸いである．また，3) では稲本陽子が嚥下 CT を用いて喉頭閉鎖のメカニズムについて解説している．特に液体ではトロミ液嚥下時に比べ早期に声帯閉鎖が生じることを明らかにした．6) では嚥下動態理解に必要な機能解剖について VF/VE 画像とも関連づけて筆者が解説している．さらに 8) では頭頚部回旋とリクライニング座位との体位組み合わせ効果は，かえって誤嚥を誘発する危険性について VE/VF の同期撮影で検証した報告である．日々の臨床で疑問に思うことを VE によって解決していくことは，今後の新しい VE の活用法にもつながると期待している．

（太田喜久夫）

MB Med Reha **No.291**：**1-6**, 2023

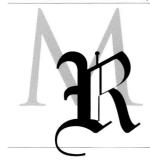

特集／嚥下内視鏡検査(VE)治療・訓練に役立つTips
―担当分野ごとのポイントを把握しよう！―

急性期病棟・救急病棟での嚥下内視鏡(VE)の活用と評価のポイント

馬場　尊[*1]　黒崎修平[*2]

Abstract　嚥下内視鏡(VE)は安全な評価方法であり，急性期においても躊躇なく行える検査である．

救命病棟において施行する場面は，気管内挿管を抜管した時，気管切開の気管カニューレを抜去したい時，経口摂取を開始する時，直接訓練を開始する時などがある．

気管内挿管の抜管後は誤嚥のリスクが高く，経口摂取の開始にはVEで評価を行ってから開始するのが望ましい．

気管切開のカニューレを抜去の判断は，VEを使用して行うと，臨床症状のみで判断するよりも正確に判断ができるので行うことが望ましい．

経口摂取を開始する時にVEで評価を行うと，肺炎の発症が減り，在院期間が短くなる．

誤嚥性肺炎例に対し直接訓練開始時にVEを行うが，開始の判断は慎重に行う必要がある．

Key words　救急病棟(emergency ward)，嚥下内視鏡検査(videoendoscopy)，気管切開(tracheostomy)，気管内挿管(endotracheal intubation)，誤嚥性肺炎(aspiration pneumonia)

はじめに

嚥下内視鏡(VE)は安全な検査として広く認識されている．Langmoreが2017年に総説[1])を発表しているが，その中でfiberoptic endoscopic evaluation of swallowing(FEES)の安全性についての記載がある．合併症として① 鼻出血，② 迷走神経反射，③ 喉頭痙攣を挙げているが，この総説に収載された報告の範囲内で，軽度の鼻出血が0.07〜1.2%，迷走神経反射と喉頭痙攣が合わせて3例(いずれもALS例ですぐに改善したと記載あり)で，これ以外の報告はないようである．筆者もこれまで小児を含め様々な症例にVEを施行したが，特筆すべき合併症の記憶はない．

このようにVEは内視鏡を経鼻から挿入し，咽頭腔内などを観察するという範囲においては極めて安全な検査である．したがって，救命病棟でも

必要があれば躊躇なく行うことができる．挿入後，実際に嚥下を行わせる，飲食をさせる場面においては，そのようなことが負荷できるかどうかを慎重に判断し，誤嚥を最小限にしながら機能評価を行う必要があることは言うまでもない．

急性期病棟や救命病棟において，VEが必要となる場面は① 気管内挿管を抜管した時，② 気管切開の気管カニューレを抜去したい時，③ 経口摂取を開始する時，④ 直接訓練を開始する時，などが挙げられると思う．

救命病棟でVEが必要となる時

1．気管内挿管を抜管した時

長期間の気管内挿管が行われると，挿管中に廃用性筋萎縮や，咳や咽頭絞扼反射の低下，嚥下反射惹起の低下，固有感覚の減少，鎮静剤の残留などの影響で嚥下障害が起こりやすい状態になる．

[*1] Mikoto BABA，〒326-0843 栃木県足利市五十部町284-1　足利赤十字病院リハビリテーション科，部長
[*2] Shuhei KUROSAKI，同，副部長

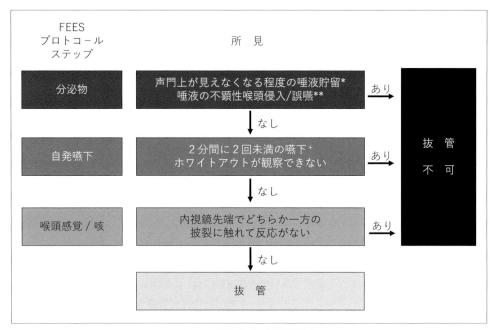

FEES
プロトコール
ステップ

所　見

分泌物	声門上が見えなくなる程度の唾液貯留* 唾液の不顕性喉頭侵入/誤嚥**	あり →
自発嚥下	2分間に2回未満の嚥下+ ホワイトアウトが観察できない	あり →
喉頭感覚/咳	内視鏡先端でどちらか一方の 披裂に触れて反応がない	あり →

抜　管
不　可

なし → なし → なし →

抜　管

図 1. 段階的嚥下機能評価

*コーティングのみではなく．**常に反応なく．+もしこの間に観察された嚥下が2回
だったらさらにもう2分間の観察を推奨．

（文献4から改変引用）

48 時間以上の気管内挿管が行われた例に，FEES
で嚥下機能を調べた報告[2]では，56％に嚥下障害
が診断され，25％に不顕性誤嚥を認めた．この時
の FEES で適切な食事形態の指示（禁食を含む）を
行ったところ，臨床的に明らかな誤嚥症状を防止
できたとのことであった．このように抜管後は誤
嚥を伴うような嚥下障害の可能性が高いので，経
口摂取の開始には適切な嚥下機能の評価が必要で
あり VE を行うことが推奨される．

2．気管切開カニューレを抜去したい時

気管切開を施行された例の約 70％以上に誤嚥
を認めるとのこと[3]であり，気管切開施行後に可
能な限り早期に安全にカニューレを抜くことがで
きるかの評価は非常に重要である．この評価に
FEES を用い，プロトコールを作成して規格的な
評価を行った報告[3]がある．プロトコールは5つ
のステップからなり，ステップ1は咽頭内の観察
で唾液貯留が多量にあれば不可で検査終了となり
抜管不可の判断．可であればステップ2に進む．
ステップ2は自発性嚥下の観察で2分間以上観察
し，1分間に1回以上嚥下，ホワイトアウトが観
察できなければ不可で検査終了となり抜管不可の

判断．観察できれば次に進む．ステップ3は喉頭
感覚の確認で，内視鏡先端で披裂を触り，咳など
の反応がなければ不可で抜管不可の判断で検査終
了，あれば次に進む．ステップ4はティースプー
ン1杯のピューレ状食品の嚥下で誤嚥の有無の観
察で誤嚥あれば検査終了，なければ次に進み，ス
テップ5はティースプーン1杯の液体の嚥下で誤
嚥の有無を観察で誤嚥あれば検査終了，なければ
抜管可能の判断になる．これを重症神経疾患の気
管切開患者 100 例に適応した．54 例が気管カ
ニューレを抜去できた．一方，従来の嚥下機能評
価のみでは 29 例が抜去可能の判定であった．1 例
のみが呼吸器系の問題で気切カニューレが再挿入
された（過誤率 1.9％）．ステップ3まで進んだも
のはステップ4と5も通過した．したがって，気
管カニューレ抜去の判定の目的のみであればス
テップ3までででも良いかもしれないと言及され
た．この報告では，抜去可と判定されたものは直
ちにカニューレが抜去され，カニューレを段階的
に変更することは行っていなかった．抜去されな
かったものの経過についての記載はなかった．こ
の後この方法は嚥下を行わない3ステップ（**図1**）

で，信頼性が検証[4]され，経験の少ない評価者でも経験豊富な評価者と同等に判定できることが示された．この方法はフランスでは救命治療のガイドラインに採用されているとの記載があった．このように気管切開カニューレ抜去の可否を判断する時には，VE を使用すると，臨床症状のみで判断するよりも多くの患者の抜管を安全にできることになり，気管切開に関連する合併症を減じることができる．

この結果からカニューレ抜去の可否は唾液の咽頭貯留と自発嚥下と喉頭感覚が重要であることがわかる．これらは VE でないと評価できないので自明の結果である．

一方，臨床場面では唾液の貯留が多く，抜去が困難と判断された場合は唾液の貯留を少なくする対応が行われる．唾液貯留の原因が，気管カニューレによる嚥下運動の抑制であることが考えられるので，カニューレの変更が検討[5][6]される．カフ付きのものをカフなしのカニューレに変更，さらに側孔付きの複管式のものに変更して発声練習を行う．さらにボタン型カニューレ（レチナ®）のようなカニューレに変えることができれば，カニューレの刺激や圧迫による不利は軽減されるので，自然な嚥下反射惹起の回復から，貯留物の減少は得られやすくなる．

3．経口摂取を開始する時

ICU に入院中の重症患者で人工呼吸管理のために経鼻挿管あるいは気管切開が行われた患者553例に FEES を行った報告[7]では，69.3％に誤嚥を認め，49.7％に経鼻経管栄養が行われ，13.2％にPEG が導入された．一方で30.7％が何らかの形で経口摂取が直ちに開始されたとある．

救急病棟の神経疾患例が経口摂取を開始する際に FEES を行った研究[8]では，スクリーニング的な臨床評価を行って，嚥下障害が疑われたものに FEES を行っている．当然ながら FEES を行ってから適切な食形態に変更したことで，以後の肺炎などの合併症を減少させ，退院時に経口摂取の例が多くなり，入院期間は短縮したと報告してい

る．ICU に入院した神経疾患例を FEES で評価した報告[9]では，評価した125例の72％に嚥下障害が診断されたので，帰結を良くするには FEES を広く行うべきであるとしている．いずれも従来の嚥下評価では不顕性誤嚥の判断ができないこと，咽頭貯留・残留の有無や量が判断できないことが強調されている．

VE は咽頭，喉頭の構造の評価，運動と感覚の評価，液体嚥下や固形物の嚥下の動態の評価，代償手技の効果の評価をすることが可能で，急性期医療の環境でも安全に施行することができる検査である．急性期においてもハードルを下げて，スクリーニング的な評価を行わずとも積極的に行って良いと思う．

実際に経口摂取を開始する場合は，患者の全身状態が安定していることが前提になるが，原因疾患や合併症の存在が大きく影響する．若年で肺疾患がなく，呼吸状態が安定している例と，高齢で肺疾患を有している例では，同じような VE 所見でも実際に直接訓練や経口摂取開始に踏み切るかどうかは異なる．前者の場合，咽頭残留が多少あっても，経口摂取を開始すると判断するかもしれないが，後者の場合は万が一の誤嚥の影響で肺炎を発症しやすくなるのでより慎重に判断することになる．同様に意識障害の有無，認知症の有無などは判断に大きく影響する．

4．直接訓練を開始する時

ここでは，急性期病棟において特に重要な誤嚥性肺炎について述べる．

誤嚥性肺炎の治療では病態が不安定な時期には直接訓練は禁止になるが，酸素需要が経鼻カニューレで賄える程度になり，炎症反応が低下してくると，直接訓練の開始が検討される[10]．この評価には VE は不可欠である．特に気管切開が行われ，気管切開カニューレが挿入されている場合では不顕性誤嚥が多いことは前述の通りであるので，VE を行わなければ気管カニューレを入れながらの直接訓練開始の判断は危険である．

誤嚥性肺炎例への VE で特に注意をしなければ

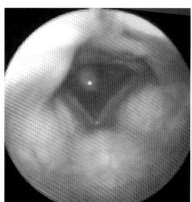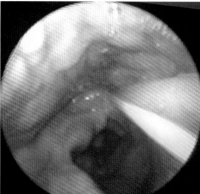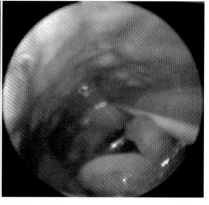

図 2. 症例 1：気管切開で気切カニューレが挿入されている例　　a|b|c

ならないのが，SpO₂のモニタリングである．嚥下時には呼吸は停止するが，嚥下が努力性の場合，嚥下反射の惹起遅延がある場合はこの無気呼吸の時間が長くなり，SpO₂が危険なレベルまで低下することがある．このような場合はたとえ誤嚥を認めなくても直接訓練の開始は控えるべきであろう．

また，万が一の誤嚥の影響を最小限にするためにVEを行う前の準備が大切である．間接訓練を開始し，嚥下反射の惹起性の評価などをしっかりしておく．さらに口腔ケアを行い検査時の検査食品が口腔内で汚染されないように注意する．

意識障害や認知症があると指示に従えず嚥下手技などが使用できない．したがって直接訓練の開始には誤嚥のリスクがほぼないことを確認する必要がある．すなわち，施行した検査食品の誤嚥，喉頭内侵入がないことはもちろん，咽頭残留が少ないことが望ましい．指示が入る場合は，湿性嗄声や各種嚥下手技の効果をVEで確認して誤嚥や喉頭内侵入が確実に防止でき，多めの咽頭残留が残った場合でも，吸引操作で除去が可能な場合は直接訓練開始が検討できる．

実際の画像

症例 1：気管切開で気切カニューレが挿入されている例

50 歳代，男性

脳動脈瘤破裂によるくも膜下出血でクリッピング術，外減圧術が行われた．意識障害があり呼吸

状態は不安定で，人工呼吸管理，気管切開が行われた．人工呼吸器を離脱したが意識障害は遷延した．直接訓練可否の判断目的にVEを行った．嚥下前の唾液貯留は少なく，喉頭前庭はほとんどなかった（図 2-a：声門下にカニューレが見える）．下咽頭にも唾液貯留はほとんどなかった（図 2-b）．とろみ付き液体 4 ml を口腔内投与し，送り込みは著しく不良であったが，嚥下反射は惹起し，誤嚥，咽頭残留なく嚥下した（図 2-c）．これより直接訓練の開始可と判断した．

症例 2：喉頭周囲に喀痰が残留していた例

肺炎の 90 歳代，男性

肺炎症状が改善傾向で直接訓練の可否の判断目的にVEを行った．喉頭周囲に粘性の喀痰が付着していた（図 3-a）．内視鏡で視野を確保しつつ経鼻からネラトンカテーテルを挿入し，丁寧に吸引した（図 3-b）．吸引後，形態や運動に特に問題ないことがわかり，とろみ付き液体 2 ml から開始．4 ml でも喉頭侵入，誤嚥なく嚥下した．喉頭蓋谷に軽度の残留を確認する程度であり，ミキサー状の食形態の食事を開始した．

粘性の高い喀痰などは内視鏡下でないと十分に吸引できないことがある．このような例では咽頭貯留が嚥下障害の影響ではないことがあるので，丁寧に吸引，除去して検査を継続する．

症例 3：直接訓練の開始の判断に迷う例

90 歳代，女性

誤嚥性肺炎の疑いで入院．肺炎症状が改善傾向

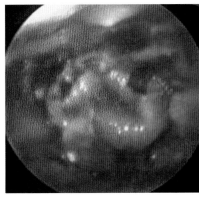 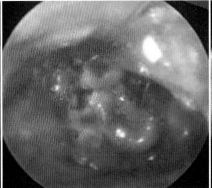 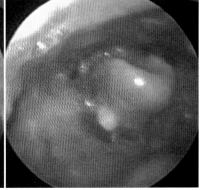

a│b│c　　　　　　　　　図 3. 症例 2：喉頭周囲に喀痰が残留していた例

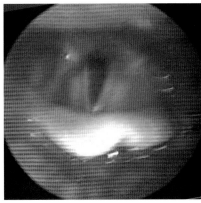 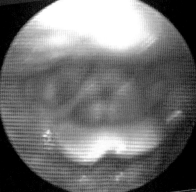 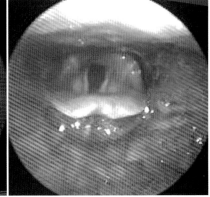

a│b│c　　　　　　　　　図 4. 症例 3：直接訓練の開始の判断に迷う例

で直接訓練の可否の判断目的に VE を行った．嚥下前の咽頭腔や喉頭前庭に貯留物は少なかった（**図 4-a**）．とろみ付き液体 4 ml から開始．嚥下反射の惹起も良かった（**図 4-b**：食塊が視野に入った時に，声門は閉じ，嚥下反射が開始されている）．嚥下後の咽頭残留は多かったが，喉頭侵入，誤嚥はなかった（**図 4-c**）．この後，頚部右回旋を施行し残留は軽度減少した．左側臥位も併用して残留はさらに軽減したが中等量の残留はあった．

　この時点で，直接訓練を開始できるかの判断は難しい．若年で呼吸状態がよく，指示も問題なく入るのであれば，このような例では直接訓練を開始できる．しかし，高齢で誤嚥性肺炎治療後の例ではより慎重な判断が必要になる．この例では指示理解が良好であったので直接訓練を試みることになった．しかし，経過で誤嚥性肺炎の再発が疑われ直接訓練を中止することになった．

文　献

1) Langmore SE：History of Fiberoptic Endoscopic Evaluation of Swallowing for Evaluation and Management of Pharyngeal Dysphagia：Changes over the Years. *Dysphagia*, **32**：27-38, 2017.

2) Ajemian MS, et al：Routine Fiberoptic Endoscopic Evaluation of Swallowing Following Prolonged Intubation：Implications for Management. *Arch Surg*, **136**：434-437, 2001.

3) Warnecke T, et al：Standardized Endoscopic Swallowing Evaluation for Tracheostomy Decannulation in Critically Ill Neurologic Patients. *Crit Care Med*, **41**：1728-1732, 2013.
Summary　人工呼吸器から離脱した神経疾患のカニューレ抜去の可否について FEES を用い規格化した段階的評価を施行し良好な成績を報告.

4) Warnecke T, et al：Inter-rater and test-retest reliability of the "standardized endoscopic swallowing evaluation for tracheostomy decannulation in critically ill neurologic patients". *Neurol*

Res Pract, **2**：9, 2020.

5) 堀口利之：リスクマネージメント基礎知識　気管切開とカニューレの選択. *MB Med Reha*, **57**：187-196, 2005.

6) 鈴木康司ほか：気管切開患者のリハビリテーション. *J Clin Rehabil*, **12**：785-790, 2003.

7) Hafner G, et al：Fiberoptic endoscopic evaluation of swallowing in intensive care unit patients. *Eur Arch Otorhinolaryngol*, **265**：441-446, 2008.

8) Braun T, et al：Adjustment of oral diet based on flexible endoscopic evaluation of swallowing (FEES)in acute stroke patients：a cross-sectional hospital-based registry study. *BMC Neurol*, **19**：282, 2019.
Summary　脳卒中センターに入院した患者にFEESで食形態の変更などを行うと，退院時の帰結が良く，入院期間が短いと報告.

9) Braun T, et al：Flexible endoscopic evaluation of swallowing(FEES)to determine neurological intensive care patients' oral diet. *Int J Lang Pathol*, **23**：83-91, 2021.

10) 谷口　洋ほか：誤嚥性肺炎のリハビリテーション. *MB Med Reha*, **212**：225-230, 2017.

MB Med Reha **No.291**：7-13, 2023

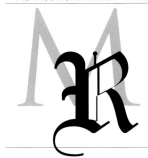

特集／嚥下内視鏡検査(VE)治療・訓練に役立つ Tips
―担当分野ごとのポイントを把握しよう！―

回復期病棟での嚥下リハビリテーション

柴田斉子*

Abstract 嚥下内視鏡検査は嚥下造影検査と比べると放射線被曝を考慮する必要がないため、経過を追って繰り返し評価することに向いている。また、1つの食材を複数回にわたって評価することでその患者の典型的所見を判断することができる。病室などの普段の環境で普段の食事を用いて評価できる利点があり、回復期リハビリテーション病棟において患者の改善を評価するために積極的に実施すべき評価方法である。評価だけでなく、患者の行動変容を起こすためのフィードバックのツールとしても使用の利点が大きい。ただし、観察できる範囲が咽頭腔内に限られるため、口腔期から食道期にわたる全体の嚥下動態を把握するには嚥下造影検査が優れており、両方をうまく組み合わせることが必要である。嚥下内視鏡所見から嚥下動態を判断する際の着目点、摂食嚥下訓練におけるフィードバック手法を紹介する。

Key words 嚥下内視鏡検査(videoendoscopic evaluation of swallowing)、嚥下動態(swallowing physiology)、フィードバック(feedback)

嚥下機能評価で大事なこと

嚥下とは、延髄に存在する嚥下中枢が司る反射運動で、複数の神経と30を超える筋肉がスムーズに連動することによってなされる。嚥下中枢の働きは、皮質延髄路を経由した大脳皮質からの入力と上喉頭神経や交感神経を介する咽頭、喉頭からの感覚フィードバックによって修飾される。嚥下中には食塊の取り込み、口腔内での食塊操作(舌上へのすくい上げ、咀嚼など)、舌による咽頭への食塊移送、軟口蓋挙上(鼻咽腔閉鎖)、舌軟口蓋閉鎖、喉頭挙上、喉頭蓋反転、声門閉鎖、咽頭収縮、食道入口部開大などの動きが起こる。これらの外からは観察することのできない動きを見えるようにしたのが嚥下造影検査(videofluoroscopic examination of swallowing：VF)であり、嚥下内視鏡検査(videoendoscopic evaluation of swallow-ing：VE)である。

見えないものが見えるようになったことが嚥下画像検査の最大の利点であり、誤嚥が見えるようになったことで不顕性誤嚥の診断が可能となり、咽頭残留の部位や量から喉頭運動や咽頭収縮の強さを推定できるようになった。関連する器官の運動量や食塊移送とのタイミングを計ることにより、誤嚥や咽頭残留が生じるメカニズムの理解が進んだと言える。したがって、検査では誤嚥や咽頭残留などを見つけたら、なぜその異常が生じるのか、そのメカニズムを探求できるようにその後の検査を組み立てることが重要である。そして、2回目以降の検査では、あらかじめ何を見たいかを想定して検査を行うことが検査の精度を上げ、効率化につなげるコツである。

---

* Seiko SHIBATA，〒470-1192 愛知県豊明市沓掛町田楽ケ窪1-98 藤田医科大学医学部リハビリテーション医学I講座、准教授

表 1. VF と VE の違い

	V F	V E
口腔期	食塊の取り込み，口唇閉鎖 舌によるすくい上げ 咀嚼運動 舌背挙上 食塊の流れ込み	咀嚼運動の一部（舌根部の動き） 食塊の流れ込み 食塊の形状
咽頭期	軟口蓋挙上，鼻咽腔閉鎖 舌根後退，舌軟口蓋閉鎖 喉頭挙上 喉頭蓋反転，喉頭閉鎖 咽頭収縮 食道入口部開大	舌根後退 喉頭の内視鏡への接近（喉頭挙上） 喉頭蓋反転 声門閉鎖 咽頭収縮
食道期	食道蠕動	—

VE の欠点と利点

放射線被曝と造影剤使用以外の VF と VE の違いを**表 1** に示した[1)2)]．

1．VE の欠点

VF は口腔期から食道期までを観察できるのに対し，VE では咽頭期の観察が主となり情報量が限られる．また VE では咽頭収縮により視野が塞がれるため，ホワイトアウトが生じ嚥下の瞬間は何も見ることができず，誤嚥の判断は嚥下終了後の喉頭内および下気道に食塊の流れ込んだ痕跡があるか否かで判断することになる．したがって，粘膜に付着せず流れ込みが早い液体などでは，嚥下直後の咳嗽，呼吸の乱れ，湿性嗄声などの有無，嚥下後に咳を指示し下気道から食塊の排出があるか，などの情報を併せて誤嚥の有無を判断する必要がある．また，声門下の気管後壁など内視鏡視野の死角となり観察できない部分があることも考慮する必要がある．舌運動や喉頭挙上などの嚥下運動は観察できないため，嚥下障害の要素やメカニズムを理解し，治療戦略を立てるには VF の方が有用であることも多い．

2．VE の利点

VE が優れている点は食塊の流れ込みに対する披裂の前傾，声門閉鎖や喉頭蓋の反転などを観察できること，咽頭残留の部位，量を観察できることと，嚥下後直前の食塊の形状を観察できることなどが挙げられる．嚥下反射惹起までに食塊が咽頭をどのように，どこまで流れ込むかによって口腔期障害の有無を推測する．喉頭周囲に食塊が流れ込んできた時に声門閉鎖が起こり，適切に嚥下反射が惹起されるかは，喉頭周囲の感覚が保たれているかの判断の助けとなる．嚥下直前の食塊の形状から咀嚼能力の推測ができ，食塊の凝集性，付着性の違いによる誤嚥や咽頭残留のリスクを知ることができる．また，誤嚥有無や咽頭残留の位置の変化，量の減少から姿勢調整や嚥下手技を試した際の効果を判定することができる．

嚥下中の VE 画像の特徴

軟飯摂取時の VE 画像を**図 1** に示す．口腔準備期では，咀嚼により食物を咀嚼している間，声門は開き呼吸が続いている（**図 1-a**）．口腔送り込み期に飲み込みやすい状態になった食物を咽頭に送り込む際に声門閉鎖の反応が見られる（**図 1-b**）．繰り返し stage Ⅱ transport が生じ，喉頭蓋谷に食物が集積され食塊としてまとめられる（**図 1-c, d**）．嚥下反射が惹起され，喉頭挙上，喉頭蓋反転，咽頭収縮が観察される（**図 1-e～g**）．咽頭収縮が解除され（**図 1-h**），喉頭が下降した後に声門が開大し，呼吸が再開される（**図 1-i, j**）．このように食塊の流れと嚥下関連器官の運動のタイミングの観

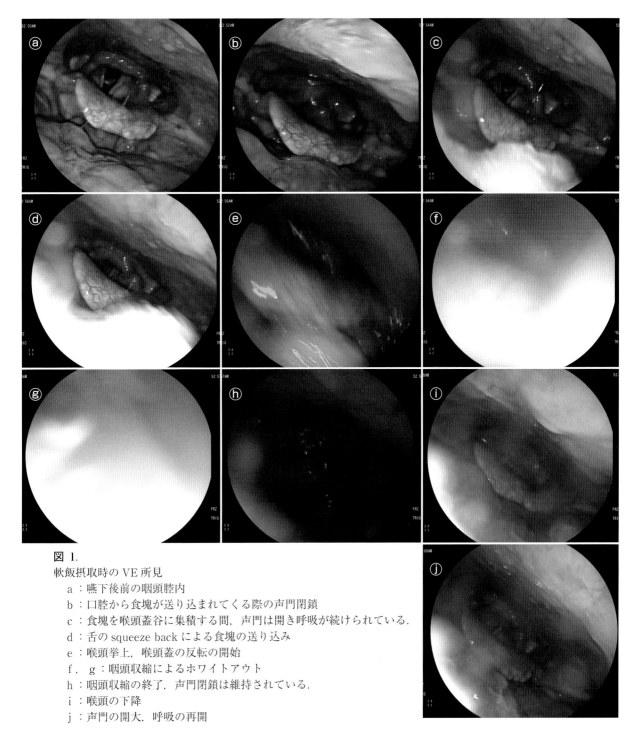

図 1.
軟飯摂取時の VE 所見

a：嚥下後前の咽頭腔内
b：口腔から食塊が送り込まれてくる際の声門閉鎖
c：食塊を喉頭蓋谷に集積する間，声門は開き呼吸が続けられている．
d：舌の squeeze back による食塊の送り込み
e：喉頭挙上，喉頭蓋の反転の開始
f，g：咽頭収縮によるホワイトアウト
h：咽頭収縮の終了，声門閉鎖は維持されている．
i：喉頭の下降
j：声門の開大，呼吸の再開

察から，誤嚥や咽頭残留が生じるメカニズムを推測することができる．

喉頭侵入に対する食物物性の影響を**図 2**に示す．2 相性食品，つまり液体と固形物を同時に口腔内で咀嚼しながら摂取している画像である．液体と軟飯の咀嚼嚥下（**図 2-a**）では，咀嚼中に先に液体のみが咽頭に流入するが嚥下反射が惹起されず，液体は喉頭蓋を乗り越えて喉頭侵入した．一方で中間のとろみと軟飯の咀嚼嚥下（**図 2-b**）では，2 つの物性が混ざり合いゆっくりと咽頭に流

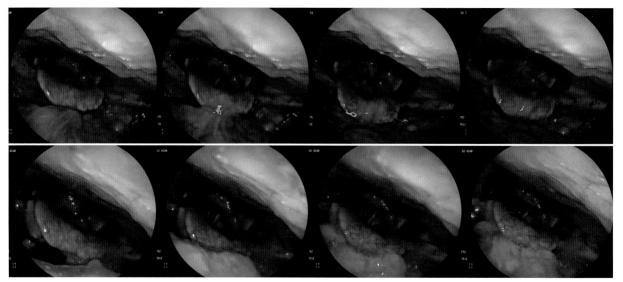

図 2. 喉頭侵入に対する粘度の影響

a：2相性食品とろみなし（液体＋軟飯）では，咀嚼中に液体のみが咽頭に流入し，喉頭蓋を越えて喉頭侵入している．

b：2相性食品とろみあり（中間のとろみ＋軟飯）では，口腔内で咀嚼，食塊形成された食塊が喉頭蓋谷を経由して梨状窩へ流入している．

a/b

入し，粘性があるため喉頭蓋谷からあふれて喉頭挙上侵入することなく，食塊として集積されているのがわかる．2相性食品を用いた評価では，口腔期の機能，食物物性の影響，咽喉頭の感覚を含む咽頭期の機能を統合した結果が嚥下動態として表れる．

嚥下内視鏡所見のスコア評価基準（兵頭）[3]の「検査食を用いない状態での観察」に含まれる唾液貯留の状態は，食物負荷後の食塊残留をよく反映する（**図3**）．嚥下機能評価のために内視鏡を挿入し，咽頭内，特に梨状窩や披裂陥凹に分泌物が多量に貯留している場合には，嚥下機能が低下しており誤嚥を生じやすい状態が推測される[4]ため，検査における食物負荷の調整を考える重要な所見となる．声門閉鎖機能や嚥下反射の惹起性と併せて障害が重度と予測される場合は一口量を少なくして検査を開始するなどの対策を取る．

VE を用いた訓練

VE は病室で行うことができ，放射線被曝を生じないという点から繰り返しの検査に向いてお

り，リハビリテーションの経時的な効果判定に使いやすい．VF では放射線被曝の低減の観点から，1つの食形態につき1試行のみ行うことが多く「たまたまうまく飲めた／うまく飲めなかった」所見を捉える可能性があるが，VE では複数回の試行を試すことができ「典型的」な所見を得ることや疲労の影響を見ることができる．そして，食形態の変更，姿勢調整，嚥下手技それぞれの効果およびその組み合わせによる効果をその場で確認できることは，治療計画を立てるうえで医療者への良いフィードバックとなる．特に，実際の直接訓練を担当する言語聴覚士や看護師は，VE 画像を普段の食事場面で観察している患者の嚥下状況と関連付けることができると，どのように嚥下した時が良いのか，あるいは，悪いのかを推測でき，適切な声かけやペース配分につなげることができる．一方で，実際の飲み込みの状況をリアルタイムで見ることができるのは患者への良いフィードバックにもなる．患者に VE 画面を見せながら嚥下してもらい，食塊が咽頭を通過するタイミングをフィードバックする．嚥下後の残留位置，量を確

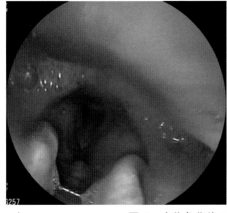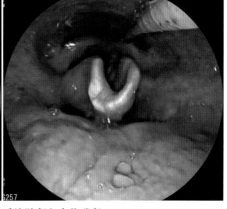

a | b

図 3. 食物負荷前の唾液貯留と食物残留

　　a：検査食を用いない状態での観察．両側の梨状窩に粘稠な唾液が多量に
　　　貯留しており，一部披裂陥凹から喉頭に流入している．
　　b：中間のとろみ摂取後．a と同様にとろみ水が両側梨状窩に多量に貯留
　　　し，一部喉頭内へ流入している．

認し，メンデルソン法や effortful swallow を試した後の変化を確認する．supraglottic swallow を導入時に声門閉鎖の練習を VE 画面を見ながら行う（**図 4**）．などが患者へのフィードバック方法として挙げられる．誤嚥を防ぎ，食塊の通過が良くなり，食形態を上方修正できることは患者の訓練に対するモチベーションを上げることにもつながる．日本では VE の挿入を行えるのは医師・歯科医師のみであるが，米国では言語聴覚士が，欧米では研修を受けた多職種が VE での評価を行うことができるようになっている．このような広がりは，VE が診断だけでなく訓練のツールとして有用であり，その画像は医師・歯科医師だけでなく多職種，さらには患者を含めて共有することが治療効果を高めることを示唆した結果と言える．現状では，日本においては得意とする多職種連携を生かして嚥下機能評価結果を治療に反映し，結果を出すことが重要である．今後，研修プログラムの整備などにより医師・歯科医師以外の職種による VE 実施が実現することが望まれる．

　実際に VE を用いたフィードバックを行い，嚥下パターンの改善が得られた症例を**図 5** に示す．左延髄外側梗塞発症 90 日後の VF 結果（**図 5-a**）から，舌骨喉頭の最大挙上時に，舌根部の後退不良，中咽頭の縮小不良があり，喉頭閉鎖が不十分なま

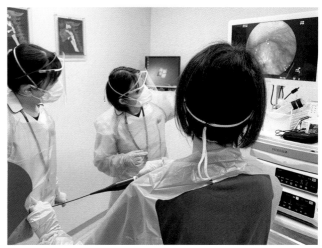

図 4. VE によるフィードバック
Supraglottic swallow 獲得のため，患者に画面を見せながら声門閉鎖を練習する．

ま食塊が食道入口部を通過し，喉頭蓋谷および梨状窩残留を認めた．このままでは，嚥下の効率が悪く，誤嚥を十分に防ぐことができないと考え，頭部屈曲での嚥下を指導し，嚥下中の舌根後退を強化する目的で口蓋床（palatal augmentation prosthesis；PAP）の作製と併せて，VE を用いた患者へのフィードバックを実施した（**図 5-b, c**）．患者に VE 画面を見てもらいながら，舌（特に舌の奥の方）を口蓋にしっかり押し当てて飲みこむことを指示し，どうやって飲み込むと咽頭腔の縮小が得られるかを考えながら繰り返し飲み込んでも

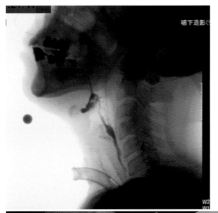

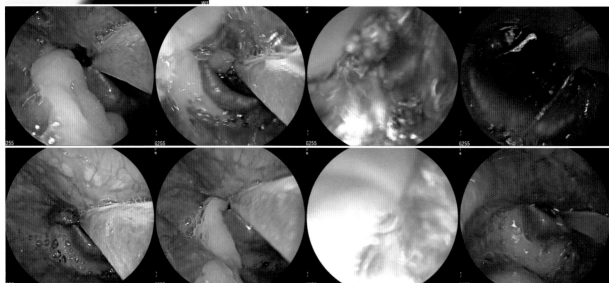

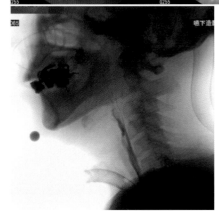

$$\frac{a}{b}\frac{}{c}\frac{}{d}$$

図 5.
咽頭収縮の改善を目的に VE によるフィードバック訓練を実施した症例
　　a：VE フィードバック前の VF 所見
　　b：フィードバック前の VE 所見
　　c：フィードバック中の VE 所見
　　d：VE フィードバック 54 日後の VF 所見
a，d には舌骨喉頭が最大挙上した時の VF 側面像を示した．a では喉頭挙上が
不十分であり咽頭腔が完全に塞がっていない様子がわかる．
d では喉頭挙上，咽頭収縮ともに改善し，食塊通過が良好となった．

らった．検者はフィードバックとして咽頭収縮が
うまく起こったか否かを伝えた．その後の言語聴
覚士との直接訓練時に，① 頭部屈曲，② 舌を口蓋
に押し付けて飲むこと，③ VE 時に咽頭収縮が良
かった飲み方を思い出して飲むこと，を教示しな
がら訓練を継続し，54 日後の VF にて中咽頭の縮

小，喉頭閉鎖が改善し，喉頭蓋谷残留が減少した
ことを確認した（図 5-d）．
　このように VE はリアルタイムで患者に嚥下の
状態を見せることができ，行動変容を起こすこと
のできる有用なツールである．ただし，見えてい
るのは咽頭内だけであり，嚥下動態の理解には口

腔から食道まですべてを観察できる VF が優れている．また，画像検査には死角や見落としがあり，食事中のむせや痰の増量などの臨床所見も併せて誤嚥の可能性を推測することも重要である．

文　献

1）日本摂食嚥下リハビリテーション学会医療検討委員会：嚥下造影の検査法（詳細版）2014 年度版．日摂食嚥下リハ会誌，**18**：166-186，2014.
2）日本摂食嚥下リハビリテーション学会医療検討委員会：嚥下内視鏡検査の手順 2021 改訂．日摂食嚥下リハ会誌，**25**：268-280，2021.
3）兵頭政光ほか：嚥下内視鏡検査におけるスコア評価基準（試案）の作成とその臨床的意義．日耳鼻会報，**113**：670-678，2010.

Summary　嚥下障害を専門としない一般医でも嚥下障害の病態を客観的に評価でき，外来診療の中で簡便に用いることができる評価法として開発された．非嚥下時，嚥下時に分けて観察項目が設定されており，スコア結果は嚥下造影検査による咽頭クリアランスや誤嚥の程度と有意な相関があることが報告されている．

4）Labeit B, et al：Comparison of Simultaneous Swallowing Endoscopy and Videofluoroscopy in Neurogenic Dysphagia. *J Am Med Dir Assoc*, **23**：1360-1366, 2022.
Summary　嚥下造影検査と嚥下内視鏡検査のどちらが嚥下機能評価のゴールドスタンダードとなるかを検証した．喉頭侵入，誤嚥，咽頭残留に関して同等の評価が可能であることを示したうえで，それぞれの特徴を活かした評価を推奨.

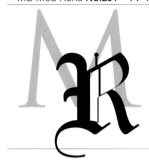

特集／嚥下内視鏡検査（VE）治療・訓練に役立つ Tips
―担当分野ごとのポイントを把握しよう！―

生活期の摂食嚥下リハビリテーション

藤井 航*

Abstract 生活期に対する摂食嚥下リハビリテーションでは，急性期，回復期に行われた摂食嚥下リハビリテーションの効果を維持することに加えて，QOL を考慮し，さらに家族も含めた環境にも配慮をしながら行うことが必要である．また，一見健常な高齢者でも，オーラルフレイル・口腔機能低下症からフレイルで生活していると，何かのきっかけで要介護状態へと進行するリスクもあることから，早期からの口腔へのアプローチは重要である．摂食嚥下障害を疑った場合は，口腔内の状況や口腔機能低下症の検査，スクリーニングテストなどを行い評価する．その際の口腔評価には OHAT-J が有用である．生活期において，嚥下機能の精査は訪問診療で VE を用いて行うことが多い．VE を行う際の一工夫としてウェアラブルデバイスを使用すると，患者にも検査者にも優しい VE 検査が可能となる．

Key words 居宅（residence），生活期（long term），ウェアラブルデバイス（wearable device）

はじめに

生活期とは，急性期，回復期を経て症状ならびに障害の程度が安定した後に在宅で生活を行っている時期のことを指す．生活期に対する摂食嚥下リハビリテーションは，急性期，回復期に行われた摂食嚥下リハビリテーションの効果を維持することに加えて，生活の質（quality of life：QOL）を考慮し，現在の住居環境，家族や介護者の質をも考慮した摂食嚥下リハビリテーションでもある．在宅で療養している高齢者のうち，約30％に摂食嚥下障害が，50％以上に栄養障害を認めることが推察されることから[1]，そのニーズは今後も増加の一途をたどるものと思われる．また，急性期，回復期で回復せず生活期まで摂食嚥下障害が残存している場合，その重症度は高いと推察される．そのため，生活期の摂食嚥下障害に対する摂食嚥下リハビリテーションには確立されたアプローチはないとされている．しかし，生活期における心疾患術後患者の改善例の症例報告[2]や，高齢の摂食嚥下障害患者に対する摂食嚥下リハビリテーションにより摂食嚥下機能だけでなく栄養状態や身体機能が，3か月という短期間にて向上を認めたという報告[3]もあることから，その重要性は増すばかりである．

さらに，急性期から回復を経た在宅療養者のみならず，一見，健康な日常生活の日々を送っているような高齢者でも，実際には加齢とともに運動機能や認知機能は低下し，慢性の複数疾患の併存などの影響から生活機能が障害されているフレイルも同様にその人数は増加するものと考えられる．フレイルの前段階として口腔機能の軽微な低下であるオーラルフレイルや口腔機能低下症[4][5]が見られることからも，口腔からのアプローチが

* Wataru FUJII, 〒 803-8580 福岡県北九州市小倉北区真鶴 2-6-1 九州歯科大学歯学部口腔保健学科多職種連携推進ユニット，教授

表 1. オーラルフレイルのセルフチェック

質問事項	はい	いいえ
半年前と比べて，かたいものが食べにくくなった	2	0
お茶や汁物でむせることがある	2	0
義歯を入れている	2	0
口の乾きが気になる	1	0
半年前と比べて，外出が少なくなった	1	0
さきイカ，たくわんくらいのかたさの食べ物を噛むことができる	0	1
1 日に 2 回以上，歯を磨く	0	1
1 年に 1 回以上，歯医者に行く	0	1
合計点数		点

合計の点数が	
0～2 点	オーラルフレイルの危険性は低い
3 点	オーラルフレイルの危険性あり
4 点以上	オーラルフレイルの危険性が高い

(公益社団法人 日本歯科医師会 リーフレット「通いの場で生かすオーラルフレイル対応マニュアル～高齢者の保健事業と介護予防の一体的実施に向けて～(2020 年度版)」より引用)

重要である.

オーラルフレイルと口腔機能低下症

1．オーラルフレイルとは？

オーラルフレイルとは，口腔機能低下症の前段階に位置付けられており，口腔の軽微な低下や食の偏り等が見られるなど，フレイルの徴候とされている．代表的なセルフチェック表を表1に示す．3点でオーラルフレイルの危険性があり，4点以上でオーラルフレイルの危険性が高く，注意が必要である．オーラルフレイルは，適切な評価と対応により回復が可能と考えられている[4)5)]．

2．口腔機能低下症とは？

2010 年から日本人の 4 人に 1 人以上が 65 歳以上という超高齢社会となり，2018 年 4 月の保険改定より新しく口腔機能の低下を認める高齢者の口腔機能管理の評価が新設された．これにより診断される口腔機能低下症は進行すると，口腔機能障害をきたし，いずれは摂食嚥下障害，咀嚼機能不全から運動・栄養障害，要介護状態へ進行するとされている[4)5)]．

従来の器質的な障害であるう蝕や歯の喪失とは異なり，いくつかの口腔機能の低下により複合的な要因により現れる病態のことを指す．早期から口腔機能低下症を適切に診断し，管理することによって，さらなる口腔機能低下症の重症化を予防することが可能となり，口腔機能の維持や回復が行える．

口腔機能低下症を放置すると，咀嚼機能不全や摂食嚥下障害へ進行し，全身的な健康を損なうことになる．口腔機能低下症は，次の7つの下位症状(口腔衛生状態不良・口腔乾燥・咬合力低下・舌口唇運動機能低下・低舌圧・咀嚼機能低下・嚥下機能低下)の診断基準について検査を行い，そのうち3項目以上が該当した場合に，口腔機能低下症と診断する[4)5)]．

生活期における
摂食嚥下リハビリテーションの特徴

急性期・回復期に入院中は密度の濃い摂食嚥下リハビリテーションを受けることが可能である．しかし，生活期の摂食嚥下リハビリテーションについては，まだまだ十分な体制がとられていない．生活期の摂食嚥下障害患者に対しては，誤嚥性肺炎を併発することでサルコペニアやオーラルフレイル，フレイルが進行し，誤嚥性肺炎を繰り

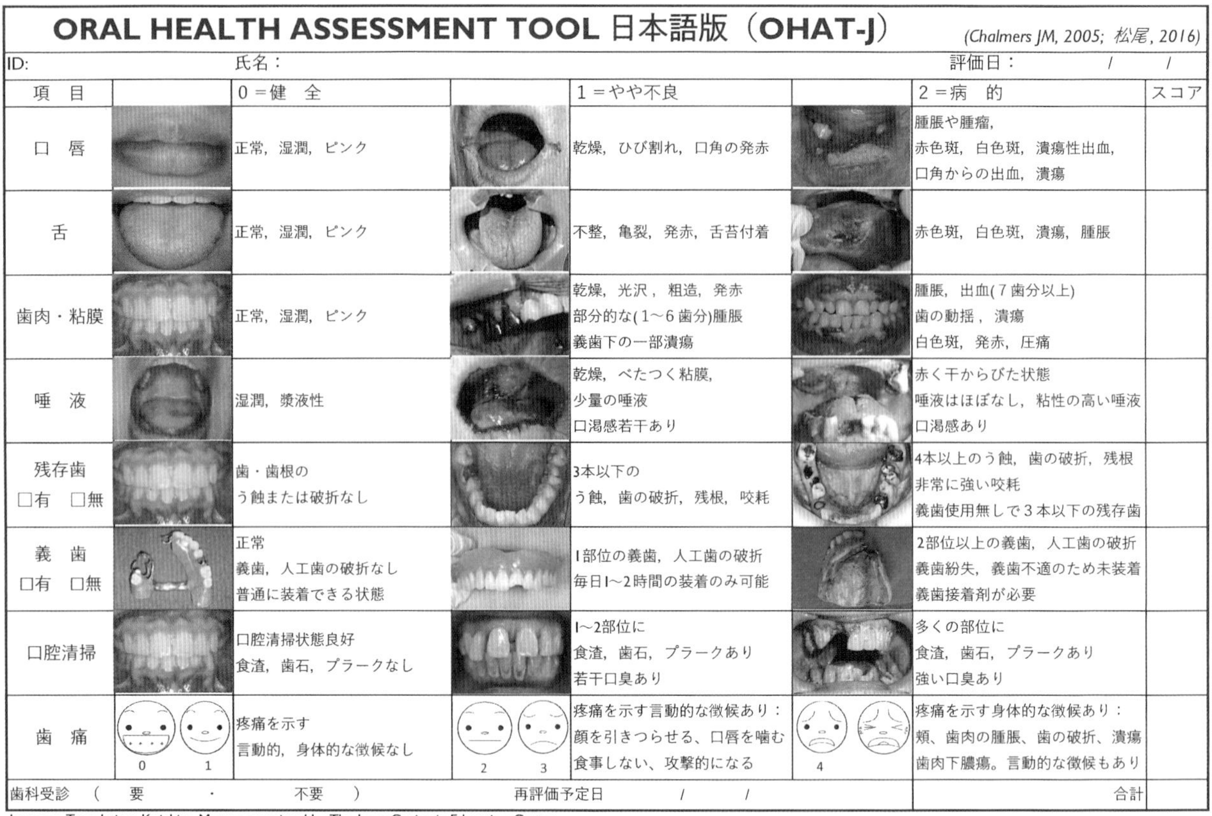

ORAL HEALTH ASSESSMENT TOOL 日本語版（OHAT-J）

ID:　　　　　　　　氏名：　　　　　　　　　　　　　　　　　　　　　　　　　評価日：　　　／　　　／

項　目		0＝健　全		1＝やや不良		2＝病　的	スコア
口　唇		正常，湿潤，ピンク		乾燥，ひび割れ，口角の発赤		腫脹や腫瘤，赤色斑，白色斑，潰瘍性出血，口角からの出血，潰瘍	
舌		正常，湿潤，ピンク		不整，亀裂，発赤，舌苔付着		赤色斑，白色斑，潰瘍，腫脹	
歯肉・粘膜		正常，湿潤，ピンク		乾燥，光沢，粗造，発赤 部分的な(1〜6歯分)腫脹 義歯下の一部潰瘍		腫脹，出血(7歯分以上) 歯の動揺，潰瘍 白色斑，発赤，圧痛	
唾　液		湿潤，漿液性		乾燥，べたつく粘膜，少量の唾液 口渇感若干あり		赤く干からびた状態 唾液はほぼなし，粘性の高い唾液 口渇感あり	
残存歯 □有 □無		歯・歯根の う蝕または破折なし		3本以下の う蝕，歯の破折，残根，咬耗		4本以上のう蝕，歯の破折，残根 非常に強い咬耗 義歯使用無しで3本以下の残存歯	
義　歯 □有 □無		正常 義歯，人工歯の破折なし 普通に装着できる状態		1部位の義歯，人工歯の破折 毎日1〜2時間の装着のみ可能		2部位以上の義歯，人工歯の破折 義歯紛失，義歯不適のため未装着 義歯接着剤が必要	
口腔清掃		口腔清掃状態良好 食渣，歯石，プラークなし		1〜2部位に 食渣，歯石，プラークあり 若干口臭あり		多くの部位に 食渣，歯石，プラークあり 強い口臭あり	
歯　痛	0　　1	疼痛を示す 言動的，身体的な徴候なし	2　　3	疼痛を示す言動的な徴候あり： 顔を引きつらせる，口唇を噛む 食事しない，攻撃的になる	4	疼痛を示す身体的な徴候あり： 頬，歯肉の腫脹，歯の破折，潰瘍 歯肉下膿瘍。言動的な徴候もあり	

歯科受診 （　　要　　・　　不要　）　　　　　　再評価予定日　　　／　　　／　　　　　　　　　　　合計

Japanese Translation: Koichiro Matsuo permitted by The Iowa Geriatric Education Center

図 1. OHAT-J

（東京医科歯科大学大学院　地域・福祉口腔機能管理学分野 HP

〔http://www.ohcw-tmd.com/research/ohat.html〕より引用改変）

返すという悪循環を断つことが重要である[6]．また，口腔内の環境も悪化していることが多く，歯科的な対応は必要不可欠である．近年，対応可能な歯科医院も増加している．摂食嚥下障害に訪問診療も含め対応可能な病院や歯科医院は「摂食嚥下関連医療資源マップ」[7]においてリストアップされているので，参考にされたい．

生活期における
摂食嚥下リハビリテーションの評価

　生活期における摂食嚥下リハビリテーションの評価として，まずは口腔内の状況(歯，舌，口腔粘膜，義歯など)に加え，舌や下顎の可動域，口腔機能低下症の評価項目などについて評価を行う．口腔内が汚染されている場合には，口腔衛生管理を先に行うべきである．続いて，スクリーニングテストを行う．反復唾液嚥下テスト(repetitive saliva swallowing test；RSST)，改訂水飲みテスト(modified water swallow test；MWST)，フードテスト(food test；FT)などが一般的に行われる．各スクリーニングテストの詳細については，成書などを参考にされたい[8]．スクリーニングテストで摂食嚥下障害が疑われた場合，病院へ通院可能であるならば，嚥下造影検査(videofluoroscopic examination of swallowing；VF)や内視鏡下嚥下機能検査(videoendoscopic evaluation of swallowing；VE)が率先して行われる．しかし，病院への通院困難な要介護高齢者などの場合，訪問診療にて対応を行わねばならない．その場合，訪問診療では機動性の高いVEが有用である．

　VEの評価前には，う蝕，歯周病，義歯不適合，口腔機能低下症の評価を行う．口腔内のアセスメントツールとして，日本語版 Oral Health Assessment Tool(OHAT-J)を使用することが推奨され

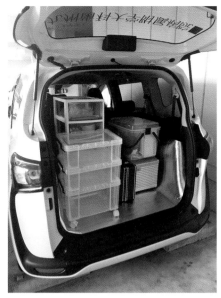

図 2. VE 一式などを積載した本学附属病院の訪問車

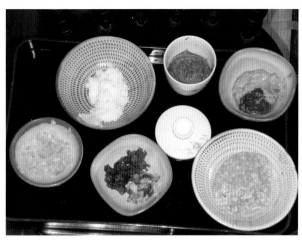

図 3. 家族が準備した VE 検査用の食事

る[9][10]. 評価項目は口の問題 8 項目(口唇, 舌, 歯肉・粘膜, 唾液, 残存歯, 義歯, 口腔清掃, 歯痛)であり, 健全(0 点)から病的(2 点)までの 3 段階で評価を行うものでその有用性は高い[11][12]. OHAT-J は評価する担当者の職種によらず, どの職種が評価しても比較的均一な評価結果を得ることが可能となる. また, 適切なタイミングで歯科への依頼や, その口腔状態に則した口腔ケアプロトコルの運用などが容易となる(図 1).

当院における訪問診療による
嚥下リハビリテーションの実際

当院では, 口腔リハビリテーションセンターが中心となり, 歯科訪問診療による摂食嚥下障害への対応を行っている. 訪問車に, VE, 口腔機能低下症の評価機器, 検査食, 吸引器, 介護用食器, 口腔衛生管理物品などを積載し, 北九州市内一円において診察を行っている(図 2). 依頼元は, 家族をはじめ, 近隣歯科医院の歯科医師・歯科衛生士, 内科などの医師, 訪問看護師(Ns), 訪問言語聴覚士(ST), ケアマネジャーなど様々である.

当センターに電話あるいは診療情報提供書(FAX)で, 歯科訪問診療による摂食嚥下障害への対応依頼があった場合には, まずは家族に連絡を取り, 摂食嚥下障害の現状について確認を行う. 次に, 主治医(訪問医)へ全身状態や服薬などの照会を行う. その後, 関連職種との日程調整を行う. 主治医, 歯科医, 歯科衛生士, 訪問 Ns, 訪問 ST, ケアマネジャー, 家族(キーパーソン)の最も都合が合う時間帯を調整し, 最大公約数の同席のもとで VE を施行する. VE は昼食時を利用して行うことが多い. 検査当日には, 当センターで準備するトロミ水や検査食以外に, 必要に応じて現在食べている食形態のものを準備してもらう. あるいは「本人が食べたい」または「家族が食べさせたい」ものなどを家族に準備してもらい, 経口摂取をしている場合にはその食卓や食具, 姿勢など, 可能な限り実際に近い環境設定を行ってから VE を実施している(図 3). 関連職種とはその場で VE 画像を見ながら, 適切な姿勢や食形態, 訪問リハビリテーションや口腔健康管理の内容, 今後の目標などについてミニカンファレンスを行うことで, 確実な情報共有を行うようにしている. その際, USB フラッシュメモリなどを持参していただき, 検査終了後はすぐに VE 画像を渡している. その後も, クローズド SNS などを使用して常に情報共有を行いながら, 必要に応じて再VE を実施している. 近隣の歯科医院が歯科訪問

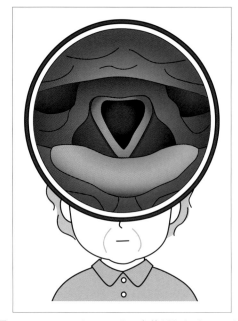

図 4. ウェアラブルデバイスを使用したイメージ図

診療にて介入を行っている場合には，日常の口腔健康管理に加えて，う蝕治療や歯周病治療，義歯調整など歯科的対応についても依頼を行うケースもある．このように，当センターのみならず多職種で生活期の摂食嚥下をサポートできる体制作りを構築している．

居宅における VE の一工夫
─VE 時におけるウェアラブルデバイスの使用─

VE の評価において，食形態，トロミの有無，一口量，嚥下手技などを確認するとともに，姿勢調整を行うことも重要である．しかしながら，VF で行う姿勢調整と比較し，鼻孔から鼻咽腔ファイバーを挿入していることからも，VE 検査者において検査時の体勢に負担がかかることがある．また，居宅などでは，ベッドサイドにおいて PC やモニターなどを置くスペースがなく，VE 前の環境設定に時間がかかることもしばしば見受けられる．

VE 映像は通常 PC やタブレットに表示する．病院内などスペースに余裕がある場所では患者と同方向にモニターが設置できるので大きな問題はないが，居宅での歯科訪問診療時などでスペースに制約がある環境においては必ずしも患者と同方向

にモニターが設置できない場合がある．患者の向きとモニター位置が真逆になってしまうケースもある．その場合，VE 映像に注視すると患者の様子が目視できなくなり，表情や細かな様子の変化に気づきにくくなる可能性が大きい．「モニターばかり見ていて患者を診ない」ということは避けたい事象である．また，PC の位置により，関連職種や家族に対しても VE 画像を同時に見せることができないこともある．

そこで，当センターでは居宅での VE の一工夫としてウェアラブルデバイスである「b.g.」(エンハンラボ社製)を使用している．このウェアラブルデバイスは，いわゆる外部モニターが目前にあるようなイメージである(図 4)．一般的な VR ゴーグルとの違いは，目を全体的に覆うことがないため，少しの視線の移動で患者の顔を見ることができ，わずかな反応の変化にも気づくことが可能となる．このウェアラブルデバイスの使用により，無理な体勢で VE を行わなくても良い．HDMI ケーブルでの接続であり，タイムラグもなく PC のモニターと同様に見えるため，患者にも検査者にも優しい非常に有用性の高いツールだと考えている．このような工夫も，生活期で摂食嚥下リハビリテーションを行ううえでの重要な要素だと考えている(図 5)．

文 献

1) 榎 裕美ほか：特集：実践！在宅摂食嚥下リハビリテーション診療 在宅療養高齢者の摂食嚥下障害と栄養障害の実態．*MB Med Reha*，**267**：7-12，2021．
   Summary 在宅で療養している高齢者の摂食嚥下障害と栄養障害の実態について解説している．
2) Ikeno M, et al：Effectiveness of dysphagia rehabilitation in a post-cardiac surgery patient who leads a social life. *Jpn J Compr Rehabil Sci*, **7**：39-44, 2016.
3) 並木千鶴ほか：生活期における嚥下障害患者に対する訪問での摂食嚥下リハビリテーションの短期観察による効果．老年歯科医学，**35**：41-51，2020．

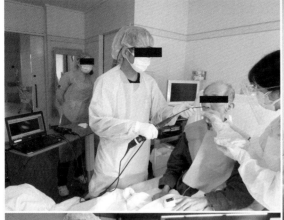

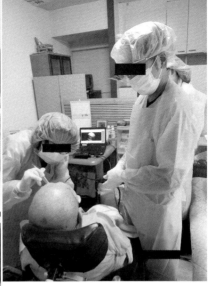

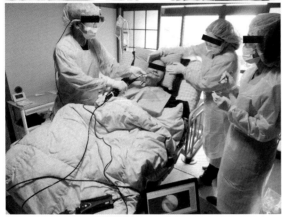

図 5.
居宅や施設など，様々な環境での
ウェアラブルデバイスを使用した
VE 場面

Summary　生活期における高齢の摂食嚥下障害患者に対して摂食嚥下リハビリテーションを行い，3か月間の介入で改善を認めたと報告している．

4）「口腔機能低下症の基本的考え方：令和4年12月　日本歯科医学会」〔https://www.jads.jp/basic/pdf/document-221207.pdf〕（2023.3閲覧）

5）Minakuchi S, et al：Oral hypofunction in the older population：Position paper of the Japanese Society of Gerodontology in 2016. *Gerodontology*, **35**(4)：317-324, 2018.

6）和田陽介ほか：生活期嚥下障害の治療戦略―誤嚥性肺炎予防の視点から．*Jpn J Rehabil Med*, **57**：340-345，2020.

7）「摂食嚥下関連医療資源マップ」〔https://www.swallowing.link〕（2023.3閲覧）

8）野本亜希子ほか：特集：実践！在宅摂食嚥下リハビリテーション診療　在宅診療に有用な嚥下評価(1)機器を用いない検査　スクリーニング検査．*MB Med Reha*, **267**：33-39，2021.

9）Chalmers JM, et al：The oral health assessment tool-validity and reliability. *Aust Dent J*, **50**：191-199, 2005.

10）松尾浩一郎，中川量晴：口腔アセスメントシートOral Health Assessment Tool日本語版(OHAT-J)の作成と信頼性，妥当性の検討．障害者歯科，**37**：1-7，2016.
Summary　OHAT-Jの実際とその信頼性，妥当性について検証，解説している．

11）稲垣鮎美ほか：口腔アセスメントOral Health Assessment Tool(OHAT)と口腔ケアプロトコルによる口腔衛生状態の改善．日摂食嚥下リハ会誌，**21**：145-155，2017.

12）荒井昌海ほか：老人介護保健施設における口腔衛生管理の長期的効果―Oral Health Assessment Toolスコアで見た変化―．老年歯科医学，**35**：52-60，2020.

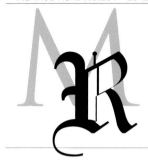

特集／嚥下内視鏡検査(VE)治療・訓練に役立つ Tips
―担当分野ごとのポイントを把握しよう！―

小児の嚥下内視鏡検査(VE)評価のポイント
―症例を通して―

木下憲治*

　Abstract　　嚥下障害を有する小児では，発声・様々な嚥下手技などの指示に従えない場合が多いため観察を主体とした診断的検査となることが多く，リハビリテーション手技の効果確認を目的とした治療的検査は困難なことが多い．ファイバースコープ挿入時の苦痛軽減の配慮は必要であり，観察に支障のない限り細径の軟性ファイバースコープを使用する．また，上気道狭窄，舌根後退，披裂部の浮腫，喉頭軟化症などの器質的異常を合併することがあるので，その有無も明らかにする．呼吸と同調し泡沫状の唾液・分泌物が吸気時に声門下に流入し，呼気時に吹き出す所見が認められる場合，重度の嚥下障害が疑われるので，あえて，食物や水分を摂取させての検査は行わない．誤嚥に関しては，気管前壁の誤嚥は観察可能であるが，気管後壁の誤嚥は死角となって観察は不可能なことが多く，咳払いの指示に従えない小児患者においては誤嚥物排出の有無を確認することはできず，気管後壁の誤嚥判定は不可能なことが多い．

　Key words　嚥下内視鏡検査(videoendoscopic examination of swallowing)，小児(pediatric patients)，評価(endoscopic evaluation)

はじめに

　嚥下障害を有する小児では，発声・様々な嚥下手技などの指示に従えない場合が多いため，観察を主体とした診断的検査となることが多く，リハビリテーション手技の効果確認を目的とした治療的検査は困難なことが多い．姿勢・食物形態・一口量・一口と一口の間隔の調整などの代償的手法の効果判定は可能なことがあるが，ファイバースコープ挿入時の違和感・苦痛により体動や啼泣を生じ，食塊の咽頭通過の観察が困難になることも多い．検査実施の際に小児の特性を考慮した配慮が必要である．

検査の手順[1]

1．機　材

　小児，特に乳幼児では，挿入時の苦痛軽減と嚥下運動を阻害しないように，画質が粗くなるが軟性の細いファイバースコープ(外径：1.8 あるいは 2.4 mm)を使用する．映像は必ず記録し，検査時の啼泣，喘鳴を記録するために，音声の記録を同時に行うことが望ましい．検査中は，SpO_2のモニターを行う．

2．挿入時の処置

　挿入時の苦痛軽減のための 2% 塩酸リドカインゼリーの使用は，細径のファイバースコープ使用の際には必ずしも必要ではない．8% 塩酸リドカインスプレーの鼻腔へ噴霧は，麻酔作用が下咽頭にまで及ぶ危険があるため適切ではない．

* Kenji KINOSHITA，〒 002-8072 北海道札幌市北区あいの里 2 条 5　北海道医療大学病院歯科摂食嚥下外来，客員教授

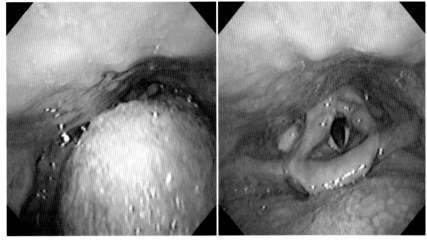

図 1.
a：舌根の後退（12歳，女児．脳性麻痺）
b：下顎枝後縁を前方に押すことにより下咽頭・喉頭を観察

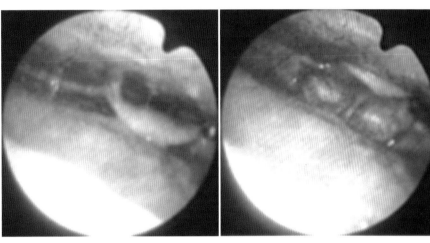

図 2.
上気道の狭窄：舌根の後退（12歳，男児．脳性麻痺）

3. 挿入・操作手技

下鼻甲介上方からの挿入アプローチと下鼻甲介下方からの挿入アプローチがあり，下鼻甲介上方から挿入する方がスムーズであることが多い．頭部の急な動きに追従できるようにシャフト部を保持した手の1, 2本の指（通常は小指と薬指）を患者の頬骨部付近に接触させておき，ある程度固定した位置関係を保ちながら観察する．「抱っこ」や按頭台のついた座位保持椅子を使用し，安定した動きにくい姿勢で検査する．頭部の動きが大きくファイバースコープの位置が保持できないと判断される場合には，頭部の固定も考慮する．

4. 観察

嚥下に問題のある障害児では，上気道の構造的・機能的狭窄があり，舌根後退，喉頭蓋の後退・軟化，披裂部の浮腫・喉頭軟化症などの問題を伴っていることも多い．咽喉頭の観察では，これらの問題の観察も十分行う．

症例

1.-②，4.-①，5.-①②を除いて，医療スタッフによる頭部の固定下で検査した．

1. 上気道の機能的狭窄

① 舌根の後退を示した症例を図1に示す．図1-aでは下咽頭・喉頭の観察が不可能なため，医療スタッフが下顎枝後縁を前方に押し咽頭腔を広げ，下咽頭・喉頭を観察した（図1-b）．下咽頭に少量の唾液の貯留が認められた．

② 安静呼吸時に胸骨上切痕（suprasternal notch）の陥凹が認められ，姿勢は前傾，あるいは下顎を前方に牽引しないとSpO_2値の低下（90%）を認めた症例を図2に示す．姿勢は床から60°起こした座位であった．舌根の後退が認められ，呼気時にわずかに喉頭口が観察可能（図2-a）である

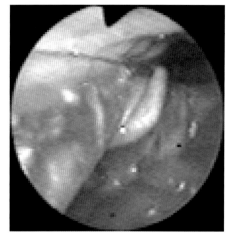

図 3.
太いカテーテルが喉頭蓋の動きを阻害

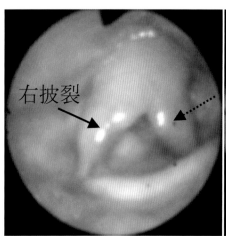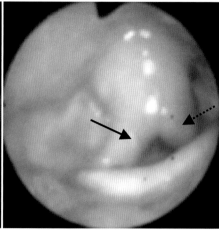

右披裂

図 4.
披裂の腫脹と左側披裂の運動
麻痺の疑い（呼吸により判定）
（3歳，男児，18trisomy）

が，吸気時には喉頭蓋が吸引され咽頭後壁に接触
した（**図 2-b**）．喉頭蓋の軟化が疑われた．この症
例の主たる経口摂取法は経腸栄養剤の胃ろうから
の摂取で，数口のペースト食を経口摂取してい
た．なお，検査後に，気管切開術が実施された．

2．経管栄養カテーテルによる嚥下運動阻害

① 経鼻経管栄養法でカテーテルを留置してい
る場合は，咽頭におけるカテーテルの走行，太さ
の確認が必要な場合がある．カテーテルが太く，
嚥下時の喉頭蓋の動きを阻害している状態を**図 3**
に示す．カテーテルを細くすること，頚部回旋（同
側の鼻孔→食道入口部）などにより，喉頭蓋の動
きを阻害しないようにカテーテルの挿入を行う．

3．披裂部の腫脹

① 披裂部の腫脹と左側披裂部の運動麻痺の疑
い症例を**図 4**に示す．下咽頭に唾液の貯留は認め
られなかった．声帯の動きの確認のために，ファ

イバースコープの先端を喉頭口に近接させるのは
困難であり行うべきではない．指示に従えない小
児の場合，発声や息こらえによる披裂部の運動，
声帯の運動，喉頭閉鎖機能の評価は困難である．

この症例の栄養摂取法は，ペースト食と哺乳瓶
による経腸栄養剤の併用であった．声門閉鎖機能
は VE で確認できなかったが，食後にむせ・喘鳴
などの誤嚥を疑う症状が生じていなかったこと，
誤嚥性肺炎の発症が認められなかったことから，
誤嚥が生じていたとしても少量で許容範囲内の誤
嚥であったと考えられた．

② 上記の症例と同様に披裂部の腫脹が認めら
れた症例を**図 5**に示す．披裂部の腫脹により，声
門は披裂部に覆われ観察は不可能であった．腫脹
した披裂部粘膜の表面は呼吸に同調し波打つよう
な細かな動きが観察された．閉塞性の呼吸音は認
められなかった．下咽頭に唾液の貯留は認められ

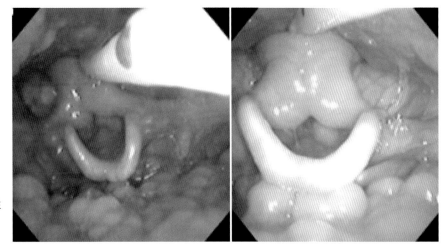

図 5.
披裂部の腫脹(10 歳,女児.脳性麻痺),声門の観察は困難

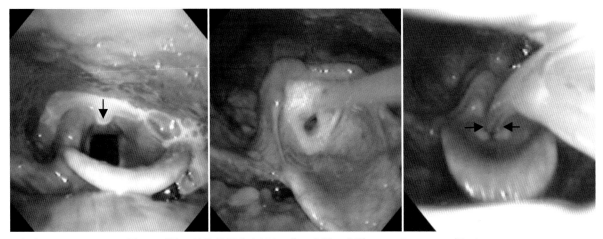

a | b | c

図 6.唾液の持続的誤嚥症例(18 歳,女児.白質ディストロフィー疑い)
a:下咽頭に溶解したアイスクリームと唾液が貯留,披裂間切痕から喉頭に流入
b:喉頭口から溢れ出てきた泡沫状の分泌物・誤嚥した唾液を吸引
c:気管内吸引中に 3 フレームにわたり声門が閉鎖

なかった.

　この症例の栄養摂取法は,**図 5** にあるように経鼻経管栄養による経腸栄養剤の摂取が主で,少量の牛乳,ヨーグルト・ペースト食を摂取していた.経口摂取後にむせ・喘鳴は認められなかった.誤嚥性肺炎の発症もなかった.

4.持続的な唾液誤嚥

　① 下咽頭貯留,嚥下前誤嚥:嚥下反射惹起部位の知覚低下により下咽頭に唾液・分泌部の貯留を生じ,下咽頭から溢れ出て,嚥下前誤嚥を生じた症例を**図 6** に示す.なお,年齢は 18 歳で小児とは言えない.

　日常的に,喘鳴が強く認められるということで VE を実施.安静時においても唾液の貯留が認められ,アイスクリームを検査食として用いたところ,口腔内で溶解したアイスクリームと唾液が下咽頭に貯留し,嚥下反射が生じないため披裂間切痕から誤嚥した(**図 6-a** は誤嚥直前の図:披裂間切痕部で laryngeal rim を越えていたが,嚥下反射は惹起されなかった).

　喘鳴が強くなった際に,VE で観察すると喉頭口から泡沫状の分泌物・誤嚥した唾液が溢れ出てきた.溢れ出てきた誤嚥物を吸引するために気管内吸引を行った(**図 6-b**).気管内吸引中に 3 フレーム(1/10 秒)にわたって声門閉鎖が認められた(**図 6-c**).この声門閉鎖は気管内吸引中にしば

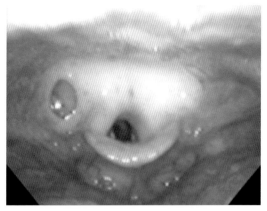

図 7. 喉頭口と下咽頭に唾液の貯留(8歳，女児．脳性麻痺)

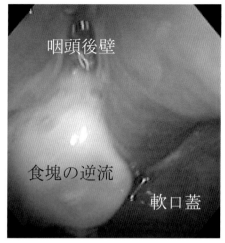

咽頭後壁

食塊の逆流

軟口蓋

図 8. 鼻咽腔閉鎖不全(16 歳，男児．脳性麻痺)

しば認められたが，その声門閉鎖時間の多くは 10 フレーム(1/3 秒)以内であった．

この症例では，日常的に唾液誤嚥が生じていると考えられた．頻繁な気管内吸引が保護者により行われていた．可能な限り短時間での吸引を行うこととした．吸引時の姿勢は，カテーテルが気管内に挿入しやすくするために，咽頭−喉頭が直線状になる頭頚部伸展位とした．気管内吸引を行うことにより，呼吸停止の episode は生じなかった．

この症例の栄養摂取は経腸栄養剤の胃ろうから注入で，経口摂取に関しては，月に一度の VE 下でシャーベットなどの氷菓子摂取のみである(常温の食物は嚥下反射が生じないため)．誤嚥性肺炎の発症はなかった．

② 喉頭口と下咽頭に唾液の貯留(呼吸と同調し吸気時に声門下に流入し，呼気時に唾液が吹き出す)：安静呼吸時に喘鳴が認められ，下咽頭・喉頭前庭に唾液の貯留が著しく生じていた．呼吸と同調し吸気時に声門下に流入し，呼気時に唾液が吹き出す所見が認められた(図 7)．下咽頭・喉頭・気管内の唾液を吸引して咽喉頭・気管をクリアーにしても一時的なものに終わることが多い．このような場合には，重度の嚥下障害が疑われるので，あえて，食物や水分を摂取させての検査は行わない．

栄養摂取のすべてを経鼻経管栄養による経腸栄養剤摂取であった．図 7 は栄養カテーテルを抜去

した状態で観察した．

5．実際の食事を観察

① 鼻咽腔閉鎖不全：嚥下時，鼻咽腔閉鎖不全が認められる場合，食塊の上咽頭・鼻腔への逆流が認められる(図 8)．指示に従えない小児の場合，発声による鼻咽腔閉鎖機能の評価は困難である．

② 食形態の適否を VE により判定：日常の食形態はペースト食であったが，食事中の観察で下顎の咀嚼の動きが認められたため，柔らか食の一口大を処理できるか検査した(図 9)．VE により，舌による押しつぶし・咀嚼ともに行われることなく，丸呑み状態で咽頭に移送されることが判明した．用いた食材は，軽く指でつぶせる軟らかく煮たニンジンである．図 9-a は，口腔から喉頭口に落下した状態の図を示し，喉頭口上のニンジンは呼気により喉頭から左梨状窩に移動し嚥下された．この時の姿勢を確認すると頚部伸展位だった．摂食時の姿勢の重要性が再認識できた．頚部屈曲位にすると食物が口腔から落下することはなくなったが，食物は舌による押しつぶし，咀嚼もされずに嚥下されていることが判明した(図 9-b)．この検査結果から，従来通りのペースト食を継続することとなった．

③ 誤嚥：気管前壁に誤嚥が認められた症例を図 10 に示す．図 10 では，気管前壁に誤嚥が認められたが，気管後壁は死角となっており観察不可能である．

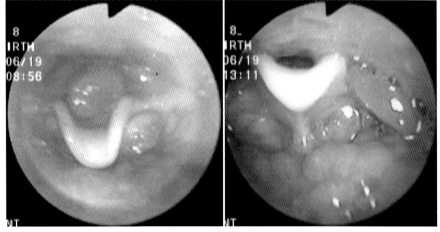

図 9. 押しつぶし，咀嚼されなかった食材（8歳，女児．脳性麻痺）
　　　a：口腔から喉頭口上にニンジンが落下（頚部伸展位）
　　　b：左側の中咽頭にあるニンジン

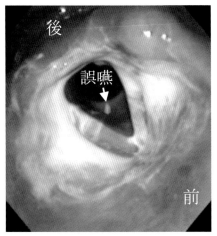

図 10. 声帯上と喉頭口に食物残留．気管前壁の
　　　誤嚥は確認可能であるが，気管後壁の誤嚥の
　　　有無は死角となって確認不可能（6歳，女児．
　　　脳性麻痺）

　誤嚥は嚥下後，食塊が声門下に侵入したことを目視できた場合に診断可能であるが，声門下気道の後壁は死角となり観察不可能なことが多い．したがって，VE で誤嚥が認められなかったといっても，誤嚥が生じていないとは限らない．成人・高齢者の嚥下障害では，誤嚥物を目視にて確認するほかに咳払いをさせて排出される侵入物を確認することで判定するが，小児では指示に従えない場合が多いので，気管後壁の誤嚥の確認は不可能なことが多い．食事でむせ・喘鳴の症状が見られ誤嚥が疑われ，VE により明確な誤嚥が認められなかった際には，（嚥下造影検査でも明確な誤嚥が認められないことはあり得るが）誤嚥の評価は嚥下造影検査を行うのがより確実である．

　この症例では，主たる栄養摂取は胃ろうからのペースト食摂取で，数口のペースト食を経口摂取していた．誤嚥性肺炎の発症はなかった．

文　献

1）日本摂食嚥下リハビリテーション学会医療検討委員会：嚥下内視鏡検査の手順 2021 改訂 12 小児での検査のポイント．日摂食嚥下リハ会誌，**25**：276-277，2021.
　Summary　小児の嚥下内視鏡検査を実施する際の機材，挿入手技，観察について簡潔にまとめられている．なお，このマニュアルは，日本摂食嚥下リハビリテーション学会のホームページ→資料・マニュアル→医療検討委員会作成マニュアル→内視鏡検査→内視鏡検査の手順 2021 改訂（PDF）からダウンロード可能．

運動器臨床解剖学

大好評

―チーム秋田の「メゾ解剖学」基本講座―

編集 東京医科歯科大学
秋田恵一　二村昭元

2020 年 5 月発行　B5 判　186 頁
定価 5,940 円（本体 5,400 円＋税）

マクロよりも詳しく、ミクロよりもわかりやすく！
「関節鏡視下手術時代に必要なメゾ（中間の）解剖学」

肩、肘、手、股、膝、足を中心に、今までの解剖学の「通説」を覆す新しい知見をまとめた本書。
解剖学を学ぶ方のみならず、運動器を扱うすべての方必読です‼

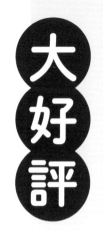

詳しくはこちら！

目次

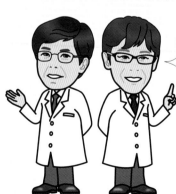

難しすぎずに、
今より理解が
深まります！

全日本病院出版会
www.zenniti.com

〒113-0033 東京都文京区本郷 3-16-4　Tel:03-5689-5989
Fax:03-5689-8030

MB Med Reha **No.291**：**27-30**, 2023

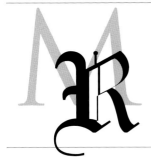

特集／嚥下内視鏡検査(VE)治療・訓練に役立つ Tips
―担当分野ごとのポイントを把握しよう！―

嚥下内視鏡検査(VE)研修における評価方法習得の秘訣

真崎翔一*1　井口はるひ*2

Abstract　嚥下内視鏡検査(VE)の研修の標準化と効率化を目的に VE 手帳を作成した．VE 手帳は VE 研修で必要な基本知識のまとめと理解に漏れがないか確認できるようになっている．VE は侵襲を伴う検査であるため，事前に VE の実施方法や評価の要点を押さえてから VE 研修に臨むことが望ましい．我々が行っている VE 研修では，① 事前学習で基本的知識や技能を確認し，② 健常者での練習で正常所見を確認し，③ 患者へ実践し必要時に代償法の提案ができるよう指導している．本稿では VE 初心者が誤解しやすい点などに触れながら，VE 指導のポイントについて述べる．

Key words　嚥下内視鏡検査(videoendoscopic evaluation of swallowing)，研修(training)，摂食嚥下障害(dysphagia)

嚥下内視鏡検査(VE)を行うには，医療者は適切な内視鏡操作と評価を行い，代償法の指導をすることが求められる．VE は，非常に多くの情報を与えてくれる嚥下機能評価だが，嚥下診療を行っている施設の1割で実施されていないという報告があり[1]，VE 研修の標準化が成されていない可能性がある．

同じく嚥下機能評価である嚥下造影検査と比較しても，VE には利点・欠点がある．利点としては，① ベッドサイドで評価ができる，② 実際の食事を使って検査ができる，③ 放射線の被曝がない，④ 咽頭残留の観察が可能である，⑤ 声帯運動の評価が可能である，⑥ 咽頭の器質的病変を観察可能である，などが挙げられ，さらには ⑦ 包括システムでも検査料が算定できるという経営的な利点もある．逆に欠点としては，① 口腔期の評価が困難である，② 咽喉頭を含め観察物の上下方向の運動評価が困難である，③ ホワイトアウトにより嚥下中の評価が困難である，などの評価上の問題に加えて，④ 内視鏡などの専用システムを準備する必要がある，⑤ 接眼レンズを見て直接観察すると患者や他の医療スタッフとの情報共有が難しい，⑥ 内視鏡挿入時に患者に疼痛などの侵襲を伴う，などがある．

VE 手帳

東京大学医学部附属病院リハビリテーション科では VE 研修を行うにあたり，到達目標を細分化し，スムーズな習得を目指している．当科は，日本リハビリテーション医学会の設定しているリハビリテーション科専門研修プログラムの基幹施設であり，年間5人程度の専攻医の研修を行っている．研修期間は半年～1年で，嚥下診療以外にもリハビリテーション科医として学ぶ領域は広い．また，当院では耳鼻咽喉科・頭頸部外科も嚥下診療を行っており，当科で行う VE 件数は年間50件

*1 Shoichi MASAKI，〒113-8655 東京都文京区本郷 7-3-1　東京大学大学院医学系研究科外科学専攻リハビリテーション医学
*2 Haruhi INOKUCHI，同大学医学部附属病院リハビリテーション科，講師

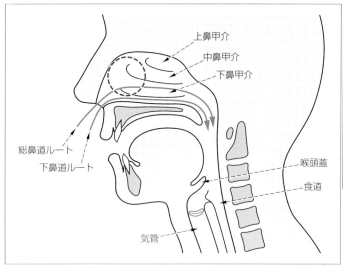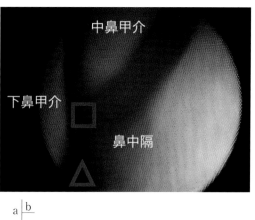

図 1.
a：鼻腔・咽喉頭の矢状面．総鼻道ルートと下鼻道ルートがある．
b：右鼻腔における a の赤丸部分での視野．□に内視鏡を進めると
　総鼻道ルート，△に進めると下鼻道ルートとなる．

程度と多くはないため，専攻医は当院研修中の VE 実施件数が 10 件程度に留まることが少なくない．そのため効率よく研修を行う必要があり，次項以降に示す内容をまとめた VE 手帳を作成した．

VE 手帳は，① VE を行ううえで必要な基本知識と，②研修の到達度を知るためのチェックリストから成る．VE 手帳を使用することで学ぶべき項目を一覧することができ，自身の理解に漏れがないか確認できるようになっている．

研修手順

VE は侵襲を伴う検査であるため，事前に VE の実施方法や評価の要点を押さえてから検査を実施することが望ましい．異常所見を正しく判断するには，正常所見を知ることが重要である．そこで当科では，まず①研修に適した環境を整え，②事前学習を行い，③内視鏡操作を指導し，④健常者で VE を実施させることで研修医の技能を確認し，正常所見を理解させ，そのうえで，⑤患者に VE を施行させている．VE の実施が可能になったうえで，⑥代償法を提案できることを目指す．VE 初心者が誤解しやすい点などに触れながら VE 指導のポイントについて以下で述べていく．

1．環　境

VE の研修は，指導者や他スタッフとともに画像をモニターで確認できる環境で検査を行うのが望ましい．モニター付きの電子スコープは，画像が鮮明で，画像共有が容易だが，設備が大がかりで移動が困難である．ベッドサイドで VE を行う際にはファイバースコープを携帯し実施するが，接眼レンズ部から観察するため共有が困難である．しかし，内視鏡用ビデオカメラなどを取り付けることで画像をタブレット端末に映すことができる．VE 中の画像を患者や医療スタッフに共有できるとともに，録画し振り返ることもでき研修に有用である．

2．事前学習

VE に必要な解剖学的知識の理解度を確認する．初心者には鼻腔内での操作の難易度が高いため，鼻腔内の構造と実際に通過するルートを理解しているか，事前に確認しておく．まず，鼻腔・咽喉頭の矢状面の図（図 1-a）を見せて，下鼻甲介・中鼻甲介や内視鏡が通過する総鼻道ルート・下鼻道ルートを確認させる．総鼻道ルートは，一般的に空間が広いため内視鏡通過時に上下方向の自由度が高くシャフトの接触による患者の苦痛が少なく，さらには上方向から鼻咽腔に到達するた

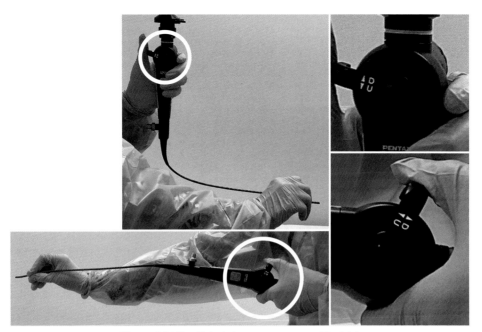

図 2. 内視鏡の持ち方とアングルレバー部の写真

a	c
b	d

a：通常型．消化器用と同じ持ち方．手関節を背屈位で操作するため，長時間同姿勢だと
　検者に負担がかかることがある．
b：釣り竿型．手関節は正位のため長時間同姿勢でも疲労しにくい．
c：通常型のアングルレバーの拡大．上下方向の動きは内視鏡の記載と同じ．
d：釣り竿型では記載と反対方向

め軟口蓋や咽喉頭の観察もスムーズである．一方，下鼻道ルートは，鼻腔底と鼻中隔を見ながら進めていくことができるため，通過位置の把握がしやすい．また，VE で内視鏡を進める際，常に内視鏡シャフト先端の位置を把握する必要があるため，ランドマークとなるような構造物を見て位置を理解できるようにさせる（**図 1-b**）．

3．内視鏡操作

内視鏡の持ち方とモニターの設定をよく確認しておく．モニター画面において消化器用では腹側が上方となるため喉頭蓋が喉頭より上方に見える設定だが，嚥下用では腹側が下方となるため，正しく映っているか挿入前に十分確認する．内視鏡の持ち方は通常型（**図 2-a**：消化器用と同じ持ち方．手関節を背屈位で操作するため，長時間同姿勢だと検者に負担がかかることがある）と釣り竿型（**図 2-b**：手関節は正位のため長時間同姿勢でも疲労しにくい）があり，どちらかの持ち方に統一すると習得がスムーズである．持ち方によって，

アングルレバーを操作した際のシャフト先端の上下方向の動きが異なる（**図 2-c**：通常型では内視鏡の記載通り，**図 2-d**：釣り竿型では反対方向）ため，検査開始前によく確認しておく必要がある．嚥下内視鏡のアングルレバーは上下方向にしか操作できないため，左右方向にシャフト先端を進めるためには内視鏡本体を回旋させる（例：先端を下方に向けた状態であれば，時計回りに回旋させると検者から見て左方向を向く）．その際に挿入部を指先だけで回旋させるのでなく，内視鏡全体を回旋させる．

VE 中の視野が不良になった時に改善する方法を事前に確認しておく．視界不良で現在位置がわからない状態のままシャフト先端を先に進めるのは危険である．鼻腔挿入時に呼気の水蒸気で曇りが生じた場合や，鼻腔内の鼻内分泌物が付着した場合は，一度抜去し曇り止めを付け直したり拭いたりする．先端が粘膜に接触すると，画面全体が白色からピンク色になり視界不良となるととも

に，合併症(粘膜損傷・鼻出血・刺激による迷走神経反射)を起こす可能性があるので，少し内視鏡を引き視野を確保する．咽頭以遠で唾液や残留物などの付着で視界が悪くなった場合は，患者に嚥下を指示し咽頭収縮で先端をクリアにするか，上咽頭まで先端を戻し粘膜に軽く接触させ付着物を取り除く．

4．健常者での練習

各項目の評価ポイントを事前によく理解させ，パターン化しておくと評価漏れが少ない．まず嚥下・発声(か行の発声が舌根部の運動が起こりやすいので好ましい)での軟口蓋挙上による鼻咽腔閉鎖を評価する．咽喉頭が見えたら唾液などの貯留を観察し，咽頭後壁や喉頭蓋谷，梨状窩，披裂部などを観察し，唾液や痰，その他の残留などの貯留物の性状と量を見る．発声(長く「イー」と発声)をさせることにより，声門の内外転や動きの左右差，器質的異常を確認する．次に，運動評価として空嚥下を指示し，十分ホワイトアウトが起きるか，咽頭収縮に左右差がないかを見る．感覚評価として，喉頭蓋や披裂部を軽く接触し，声門閉鎖反射や嚥下反射・咳嗽反射が惹起されるかを確認する．強い接触は喉頭痙攣を誘発する可能性があるので注意する．

その後，食物を使って評価を行う．嚥下反射惹起遅延や早期咽頭流入を評価するためには，咀嚼嚥下と水分嚥下の際の嚥下の違いを知っておくことが必要である．咽頭クリアランスは嚥下後の残留の性状と量を見て評価する．VEは嚥下時にホワイトアウトがあるため，嚥下中の喉頭侵入や誤嚥の評価の難易度が高いことに留意する．

5．患者への実施

知識の確認や健常者での練習を十分行ったら，実際の患者に対してVEを実施させる．指導者は，ともに各評価項目を確認しながら検査を進めていく．患者への侵襲を考慮し必要な評価を効率良く行うため，事前に摂取させる食事や摂取方法を相談しておく．患者への侵襲を抑えつつ研修の質を確保するために，細かい部分の評価はVE終了後に録画動画を指導者と再確認しながら行う方法もある．

6．代償法の提案

嚥下障害がある場合，適切な代償法の提案が求められるため，代償法の種類と効果[2]を理解しているかを確認しておく．リクライニング位は，口腔送り込みの改善に加え，気道を食道よりも上方に位置させ，食塊の咽頭内での下降速度を低下させることにより誤嚥を防ぐことができる．ただしリクライニング位では自力摂取が困難になるため，自力摂取の患者では自宅退院前にはリクライニング角度を極力上げられるように検討する必要がある．顎引き位は，咽頭腔の形状や喉頭の位置を咽頭防御に有利に変化させるが咽頭収縮力は低下することが知られており[3]，注意が必要である．咽頭残留が多い場合は，複数回嚥下や水分との交互嚥下を試す．ハフィングや咳払いは喉頭侵入や誤嚥がある場合に誤嚥物の排出を促し，息こらえ嚥下法は嚥下時に声門閉鎖することで誤嚥を防ぐことを目的としている．頚部回旋は咽頭機能に左右差がある場合に用い，回旋側の梨状窩を狭くし対側の食道入口部静止圧を下げる働きがある．

本稿がVE研修の一助となり，1人でも多くの嚥下障害に悩む患者のQOL改善につながることを期待する．

文　献

1) ディアケア：COVID-19流行期における摂食嚥下障害評価・治療等の実態調査結果が報告される〔https://www.almediaweb.jp/news/ac20210810_01.html〕(2023.2.9閲覧)
   Summary　日本摂食嚥下リハビリテーション学会の調査で，評議員のいる施設でも12〜14%ほどVEが行われてない．
2) 日本摂食嚥下リハビリテーション学会医療検討委員会：訓練法のまとめ(2014版)．日摂食嚥下リハ会誌，18：55-89，2014.
   Summary　代償法の指導を含め様々な訓練法をまとめた代表的マニュアル．
3) 兼岡麻子ほか：摂食嚥下臨床における頭頸部の屈曲位―「顎引き嚥下」の効果とその機序．言語聴覚研究，16(1)：28-33，2019.
   Summary　顎引き嚥下の効果について詳しく書かれている．

MB Med Reha **No.291**：**31-34**, 2023

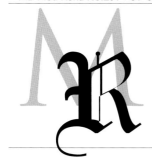

特集／嚥下内視鏡検査(VE)治療・訓練に役立つ Tips
　　―担当分野ごとのポイントを把握しよう！―

米国での嚥下内視鏡検査(VE)研修の特徴

兼岡麻子*

　Abstract　米国の Speech-language pathologist(SLP)である Susan E. Langmore は，1988 年に内視鏡を用いた嚥下機能評価(videoendoscopy；VE)を開発した．米国では主に SLP が医師の指示の下に VE を実施している．筆者は大学院で Langmore 氏に師事し，嚥下研究の指導を受けた．VE は彼女の指導の要であり，学生は，大学附属病院で健常者と患者 25 名ずつの実技研修と，耳鼻咽喉科医師による実技試験を受けたうえで臨床実習を行った．また，VE 認定講習会にも携わり，VE 指導者として育成を受ける機会にも恵まれた．しかし，実は米国でも，卒前・卒後教育で VE の検査手技を習得する機会のない SLP は多い．近年，米国 SLP の職能団体は VE の検査マニュアルを出版し，検査手順や実技研修の均てん化を進めている．

　Key words　嚥下障害(dysphagia)，嚥下内視鏡検査(VE)，FEES(fiberoptic endoscopic examination of swallowing)

はじめに

　1988 年，米国の Speech-language pathologist (SLP)である Susan E. Langmore は，内視鏡を用いた嚥下機能検査(videoendoscopy；VE)を考案し，耳鼻咽喉科医とともに Dysphagia 誌に発表した[1]．当時，彼女は一般病院の耳鼻咽喉科で嚥下診療を担っていた．入院患者の中には，嚥下造影検査(videofluoroscopy；VF)の検査室に移送できない重症者もいた．一方，外来では頭頸部癌や音声障害患者に対する内視鏡を用いた喉頭観察が普及し始めていた．その様子を傍で見ていた Langmore は，内視鏡を使えばベッドサイドでも詳細な嚥下評価が可能になるのではないかと考えた．実際，同僚の耳鼻咽喉科医と内視鏡でお互いの嚥下を観察してみると，飲食物が咽頭から食道へと通過していく様を，驚くほど鮮明に捉えることが

できた[2]．

　ほどなく，彼女は VE の手順を考案し，Fiberoptic Endoscopic Evaluation of Swallowing (FEES)として書籍にまとめた[3]．著書は各国で翻訳され[4]，VE は VF と並ぶ有用な嚥下機能検査として世界に普及した．現在，米国では主に SLP が医師の指示の下に VE を実施している．

　筆者は，言語聴覚士として，2011 年～2014 年まで，米国のボストン大学大学院に留学し，当時 Department of Speech, Language & Hearing Sciences の教授であった Langmore 氏に師事した．当然，VE は氏の指導の要であり，大学院教育の中で彼女から直接その手技を研修した．

　本稿では，米国における VE 研修の実際について，筆者の経験を含めて紹介する．また，日本と米国との VE 実施上の相違点や，観察のポイントなども解説する．

---

* Asako KANEOKA，〒 113-8655　東京都文京区本郷 7-3-1　東京大学医学部附属病院リハビリテーション部，
　言語聴覚療法主任(言語聴覚士)／同大学医学部附属病院，摂食嚥下センター，副センター長

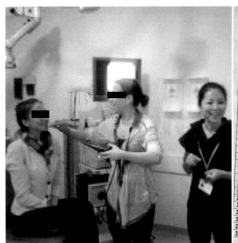

図 1.
a：ボストン大学における修士学生の VE 研修
b：筆者の実習トラッキングシート

米国における VE 研修の実際

1．卒前，卒後教育

米国の SLP は大学院修士課程で養成される．SLP は，米国では非常に人気の高い職業で，大学院への入学自体が狭き門であるので，学生の能力や学ぶ意欲は高い．講義では，嚥下の解剖・生理，評価，嚥下障害のリハビリテーション治療までを体系的に学ぶ．VE や VF についても講義で取り扱うが，実技研修はほとんどない．

卒後，就職先の医療機関に VE を指導できる SLP がいれば，職場で実技研修を受けることができる．しかし，実際には職場に指導者がおらず，VE の手技を習得する機会のない SLP も多い．実際，医療機関で嚥下診療に携わる SLP の 6 割以上が VE の実施に自信が持てないという報告もあり[5]，卒後の実技研修が課題となっている．

2．ボストン大学における卒前・卒後教育

筆者のいたボストン大学では，希望する修士学生は，大学の附属病院で VE の実技指導を受けることができた（図1）．まず，指導者（SLP）の下で，25 名の健康な成人ボランティア（多くは学生同士）に検査を行い，内視鏡の操作や検査手順に習熟する．その後指導者が認めれば，耳鼻咽喉科医による実技試験に進む．試験に合格すると，引き続き指導者（SLP）の下で嚥下障害患者 25 名に検査を行い，姿勢調整や代償嚥下法の実施，検査結果の解釈，カルテ記載，リハビリテーション治療

までを包括的に行う．最後に指導者の判定に合格すれば，大学病院で研修生として VE を行うことが認められた．大学病院に新規に入職した SLP も，同様の研修を受けてから VE による嚥下評価を開始していた．

Langmore 氏が指導する博士学生は，修士学生に対する嚥下の講義や実技指導を補佐した．また，附属病院勤務の SLP とともに，年に数回，the American Speech-language Hearing Association（ASHA）による認定 VE 研修会の運営，講義，実技指導も担当した．研修会は 2 日間で，1 日目に講義，2 日目に実技講習があり，VE 指導者育成の機会にもなっていた．

VE 評価における日米の相違点

2022 年，ASHA は VE の実施マニュアルを刷新した[6]．検査の実施手順は本邦[7]とおおむね同じであるが，ここでは米国における VE 実施法の特色を中心に紹介する．

1．検査に必要なコアスキル

日米の検査マニュアルは，いずれも検査の適応，禁忌，合併症と対応，機材の準備と管理，感染対策など，検査の基本を詳細に解説している．加えて，ASHA は，SLP が VE を実施するためのコアスキルも明示している（表1）．

2．内視鏡観察
1）嚥下器官の形態と機能

まず，嚥下器官の形態と機能を観察する（表2）．

表 1. VE を実施するためのコアスキル[6]

- 患者ごとに適切な検査項目を決めることができる
- 頭頸部領域の解剖，生理，感覚・運動機能の異常を正しく判定できる
- 口腔・咽頭の分泌物処理の状況を評価できる
- 検査中に唾液・氷片，液体，食物などを嚥下する時，評価すべきタイミングがわかる
- 嚥下の異常所見を判断することができる
- 嚥下障害に対する介入方法をその場で選択できる
- 嚥下の改善や誤嚥防止のための対策を講じ，患者の反応を観察してその効果を判断できる

（文献 6 より一部改変引用）

表 2. 観察のポイントとタスク

構　造	• 嚥下器官構造や粘膜，その他の異常（腫瘍や経管栄養チューブの巻きつきなど） • 舌根，咽頭壁，披裂部，軟口蓋の腫瘍やミオクローヌス（安静時，発声時） • 食塊の通過や保持に影響を与えるような解剖学的変化
分泌物	• 分泌物貯留の位置と患者の反応（咳，咳払い，嚥下）
自発嚥下	• 安静時の自発嚥下の回数を数える
機　能	• 安静時の異常（舌根，咽頭壁，披裂部，軟口蓋の振戦やミオクローヌス） • 諸器官の機能：左右対称性，スピード，協調性，運動範囲を観察する 　　鼻咽腔閉鎖　"puh-puh"，"fifty-fifty"，嚥下 　　舌根の後退　"Paul is tall"（または母音の後に "l" が続く単語） 　　咽頭壁の中央への接近または咽頭収縮（持続発声） 　　/u/の持続発声中または頬を膨らませた時の咽頭の拡大 　　呼吸，発声，喉頭防御／息こらえの際の喉頭の機能 　　声門閉鎖：咳または持続的な息こらえ，声帯および披裂部の可動性と声門開大（持続発声 "ee"，または反復 "ee-ee-ee"），鼻から息を吸う，深呼吸，pitch glides • 喉頭蓋の反転：嚥下中に反転し，直後に戻る

（文献 6 より一部改変引用）

分泌物の貯留やそれに対する患者の反応を観察できるのは VF にはない VE の強みである．特に喉頭貯留は飲食物の誤嚥[8)9)]や肺炎[10)]の予測因子であり，重要な所見である．同様に，喉頭感覚の低下も肺炎の予測因子であるため[11)]，感覚検査の実施も推奨されている．

2）食物を用いた検査

米国では，検査食の視認性向上のために白色の食物（例：牛乳，ヨーグルトなど）の使用や，白色または緑色の着色料を添加することが提案されている．なお，米国では，ゼリーは一般的な食物ではないため，検査食にはピューレ状のリンゴなどが使われる（**図2**）．また，長期絶飲食や覚醒度が低下した患者など誤嚥のリスクが高い場合は，検査食を試みる前に少量の氷片を与えて嚥下させる ice chip protocol[12)]の実施が推奨されている．

嚥下動態や症状を観察する際のポイントは，日

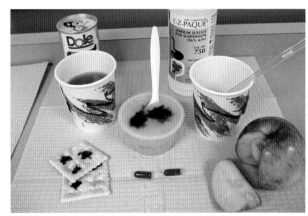

図 2. ボストン大学病院で実際に使用していた VE の検査食
中央：ピューレ状のリンゴ

米とも同じである．早期咽頭流入，嚥下反射惹起遅延，咽頭残留，喉頭流入，誤嚥の有無を確認する．また，咽頭収縮や喉頭蓋の反転の程度も観察し，誤嚥や咽頭残留が起こるメカニズムを考察してリハビリテーション治療につなげる．

米国では，誤嚥の判定には VE にも penetration-aspiration scale（PAS）[13]を用いることが多い．咽頭残留の判定には様々なスケール開発されているものの[14]，今のところ統一はされていない．頭頸部癌患者では，PAS と咽頭残留スケール[14]を併せて重症度を評価する DIGEST-FEES[15]が用いられることがある．

まとめ

米国における VE 研修の実際について解説した．また，VE の評価における日米の違いについても触れた．VE は，その機動性，簡便性，信頼性や，実際の食品を用いて検査ができるなど，多くの利点がある．今後も発展が期待されるため，ASHA による検査手順や実技研修の均てん化が進められている．

文　献

1）Langmore SE, et al：Fiberoptic endoscopic examination of swallowing safety：a new procedure. *Dysphagia*, **2**：216-219, 1988.
　Summary　Langmore が初めて嚥下内視鏡検査を発表した landmark 的な論文．

2）Langmore SE：History of fiberoptic endoscopic evaluation of swallowing for evaluation and management of pharyngeal dysphagia：changes over the Years. *Dysphagia*, **32**：27-38, 2017.

3）Langmore SE：Endoscopic evaluation and treatment of swallowing disorders, Thieme, 2001.

4）Langmore SE（編著），藤島一郎（監訳）：嚥下障害の内視鏡検査と治療．医歯薬出版，2002.

5）Caesar LG, Kitila M：Speech-Language Pathologists' Perceptions of Their Preparation and Confidence for Providing Dysphagia Services. *Perspect ASHA SIGs*, **5**：1666-1682, 2020.

6）Langmore SE：Tutorial on clinical practice for use of the fiberoptic endoscopic evaluation of swallowing procedure with adult populations：Part 1. *Am J Speech Lang Pathol*, **31**：163-187, 2022.
　Summary　米国 SLP の職能団体である ASHA が発表した VE の最新マニュアル．

7）勝又明敏ほか：嚥下内視鏡検査の手順2021改訂．日摂食嚥下リハ会誌，**25**（3）：268-280，2021.

8）Murray J：The significance of accumulated oropharyngeal secretions and swallowing frequency in predicting aspiration. *Dysphagia*, **11**：99-103, 1996.

9）Donzelli J, et al：Predictive value of accumulated oropharyngeal secretions for aspiration during video nasal endoscopic evaluation of the swallow. *Ann Otol Rhinol Laryngol*, **112**：469-475, 2003.

10）Takahashi N：Videoendoscopic assessment of swallowing function to predict the future incidence of pneumonia of the elderly. *J Oral Rehabil*, **39**：429-437, 2012.

11）Kaneoka A, et al：Relationship between laryngeal sensory deficits, aspiration, and pneumonia in patients with dysphagia. *Dysphagia*, **33**：192-199, 2018.

12）Pisegna JM, Langmore SE：The ice chip protocol：A description of the protocol and case reports. *Perspect ASHA SIGs*, **3**：28-46, 2018.
　Summary　Ice chip protocol の手順が詳しく記載され，症例とともにまとめられている．

13）Rosenbek JC, et al：A penetration-aspiration scale. *Dysphagia*, **11**：93-98, 1996.

14）Neubauer PD, et al：The Yale Pharyngeal Residue Severity Rating Scale：An anatomically defined and image-based tool. *Dysphagia*, **30**：521-528, 2015.

15）Starmer HM, et al：Adaptation and validation of the dynamic imaging grade of swallowing toxicity for flexible endoscopic evaluation of swallowing：DIGEST-FEES. *J Speech Lang Hear Res*, **64**：1802-1810, 2021.

特集／嚥下内視鏡検査(VE)治療・訓練に役立つTips
—担当分野ごとのポイントを把握しよう！—

ドイツ(ヨーロッパ)の嚥下内視鏡認定制度について

小川真央*

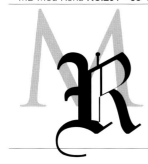

Abstract　ESSD(European Society for Swallowing Disorders；ヨーロッパの嚥下障害学会)が定めている嚥下内視鏡認定制度について述べる．この制度は神経疾患由来あるいは老年性の嚥下障害を対象としており，そのカリキュラムは講習と学科試験，実践と実技試験で構成されている．講習では基礎的な事項や原因疾患に関する知識，設備や準備，内視鏡操作の方法，標準的なプロトコルや疾患別のプロトコルについてなど幅広く系統的に学ぶ．それらの項目に関する筆記試験に合格すると実際の患者に嚥下内視鏡検査が実施できるようになる．合計60症例での検査実施を経験すると，実技試験を受けることができる．実技試験では手技だけでなく，治療方針についても提案できる必要がある．その試験に合格することでEU諸国において有効な嚥下内視鏡検査の認定を取得できるのである．筆者が認定を取得した経験を踏まえ，日本との違いも含めて述べる．

Key words　ヨーロッパ嚥下障害学会(ESSD)，嚥下内視鏡検査(Fiberoptic endoscopic evaluation of swallowing；FEES)，嚥下障害(oropharyngeal dysphagia；OD)，神経原性嚥下障害(neurogenic OD)，老年性嚥下障害(geriatric OD)

はじめに

筆者は2018年8月から1年間，ドイツ北西部のミュンスターという都市にある大学病院Universitätsklinikum Münster の神経内科学講座に留学をさせていただいた．そこで嚥下内視鏡検査について学び，検査の手技や解釈に関する指導を受け，ESSD(European Society for Swallowing Disorders：ヨーロッパの嚥下障害学会)の定めた認定を取得することができた．その経験をもとに，ドイツなどEU諸国での嚥下内視鏡検査の認定制度について述べる．なお，ESSDの表現にならい，以降は嚥下内視鏡検査についてFEES(fiberoptic endoscopic evaluation of swallowing)と表記する．

ESSDの定めるFEES認定制度

1．概　要

この認定制度については，2017年にDysphagia誌に掲載された論文で詳しく説明されている[1]．それまでは，嚥下障害の適切な評価の必要性や，FEESの有用性についてすでに広く認識されていたが，その知識や手技を体系的に教わる方法が確立されていなかった．そこで，正しい評価と診断能力を身につけるためのカリキュラムとして，もともと2014年からドイツで施行されていたFEES認定制度[2]を発展させる形で，ESSDが制度化したのである．

ドイツでは日本と異なり，医師以外の医療従事者(言語聴覚士や看護師)も嚥下内視鏡検査が実施可能であり，この認定も取得が可能である．なお，

* Mao OGAWA，〒060-8648 北海道札幌市北区北14条西5　北海道大学病院リハビリテーション科，講師

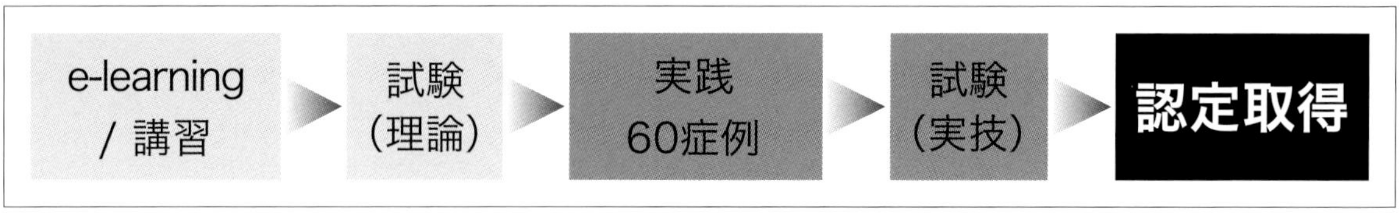

図 1. FEES 認定取得までのプロセス

60 症例のうち 30 症例は直接的指導のもと，30 症例は間接的指導のもと実施する．

最終試験では，手技だけでなく治療方針についても問われる．

（文献 1 より引用）

表 1. 講習で学ぶ内容

(A) 基　礎	FEES の歴史，評価の目的，適応／禁忌／限界，検査手順，チーム内でのタスクと責任の分担 その他の機器による評価とその適応(嚥下造影検査，咽頭食道マノメトリー)
(B) 疾　患	脳血管疾患，神経変性疾患，神経筋疾患，神経外傷，神経腫瘍，神経感染症，神経発達障害，加齢による嚥下機能の変化，精神障害，多疾患併存 考慮すべき鑑別疾患(Forestier 病，頚椎手術による影響，Zenker 憩室など)
(C) 設　備	軟性内視鏡(ファイバースコープ，ビデオスコープ) 光源装置，ビデオカメラ，処理ソフトウェア，衛生・洗浄用品
(D) 準　備	患者情報，検査を実施する体位，局所麻酔，潤滑ゼリー，曇り止め，緊急時対応
(E) 内視鏡の操作と位置取り	操作と保持，鼻腔，鼻道，軟口蓋，中咽頭／下咽頭，喉頭，定位置と詳細観察
(F) 標準的プロトコル	解剖学的観察，生理的評価，嚥下評価，様々な治療的手技の評価 検査結果と解釈，結果の説明と患者や家族への指導，他の診療科への紹介
(G) 疾患別プロトコル	脳卒中患者に対する FEES プロトコル[3]，FEES テンシロンテスト[4]，FEES L-DOPA テスト[5]，気管切開カニューレ抜去プロトコル[6]

（文献 1 より引用）

この認定は神経疾患由来あるいは老年性の嚥下障害が対象である．たとえば口腔や咽頭，喉頭の腫瘍などが疑われた場合には耳鼻科にコンサルトすべきであると明言されており，あくまで上記 2 分野の嚥下障害のみに対応しているカリキュラムなのである．

学習目標として，①安全に内視鏡を挿入可能になること，②標準的な FEES プロトコルを知り，実行できること，③FEES における主要な所見を認識すること，④正常と異常を区別できること，⑤学際的なチームの管理や検査所見に沿った治療の提案ができること，が挙げられている．

なお，ESSD としては多職種チームによる FEES の実施を推奨しているが，国によって FEES を実施できる職種はそれぞれ定められており，この認定はそれを覆すものではないこと，つまり FEES 認定を取得しているからと言って，自国で法的に許可されていない職種が FEES を実施

できるわけではないということが注意事項として記されている．

2．課程について

この認定を取得するまでには，いくつかのプロセスがある(**図 1**)．

1) 条　件

医師，その他の医療従事者いずれの場合でも神経学あるいは老年医学分野での 2 年以上の臨床経験が必要である．

2) e-learning，講習，学科試験

基礎的な知識を学ぶために，e-learning や講習を受ける必要がある．12 時間の e-learning と 16 時間の現地講習あるいは，24 時間の現地講習のどちらかを選ぶことができる．

講習で学ぶ内容は**表 1**の通りである．講習は 2 日間に及び，基礎から応用までを網羅した講義に加え，模型を使った内視鏡挿入練習や受講者同士で相互挿入を行う実技講習，さらには少人数グ

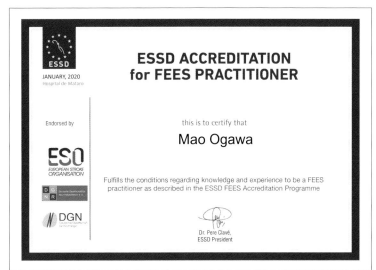

図 2.
実際の認定証

ループでのディスカッションも含まれる．講習の最後には学科試験があり，FEESに関する理論の定着が確認される．その試験に合格することで次のステップへ進むことができる．

　参考までに，筆者が受講した2018年の講習はアイルランドのダブリンで開催（第 8 回 ESSD 学会に合わせて開催）され，ヨーロッパ以外にもカナダやイスラエル，香港など全 15 か国から 24 名が受講していた．受講者は女性が多く，職種では言語聴覚士が 16 名と 2/3 を占め，医師は 7 名，作業療法士が 1 名であった．他の受講者との交流を通して，地域や国による違いを感じ，その一方で国を越えて共感し合える点もあり，とても貴重で有意義な経験となった．

3）実践，実技試験

　学科試験に合格すると，実際に患者への内視鏡挿入が可能となる．認定を取得するためには合計60 症例を経験する必要がある．前半の 30 症例は「直接的な」指導のもと実施し，内視鏡の操作，方針の立案，レポートの作成を行い，実践を通して学んでいく．標準的な症例に加え，最低 5 例は複雑な症例（呼吸機能低下，気管切開，失語症，せん妄などがある症例）を経験する必要がある．後半の 30 症例は「間接的な」指導となる．単独でFEESを実施し，その後指導者に質問をしたり，重要な所見について討論するなどして，理解をさらに深めていく．この段階でも複雑な症例 5 例の経験が

必要である．経験した症例については専用のシートに記録し，指導者からサインをもらう必要がある．

　課程の最後は実技試験である．単独でFEESを行うのだが，それだけでなく系統的なレポートを作成すること，必要であれば診断のために必要な追加検査を検討すること，さらには詳細なリハビリテーションプランについても提案できる能力が求められる．またその他に，試験官が用意したFEES所見に関する評価や診断，実践期間中に経験した症例に関する質疑応答も試験に含まれる．

4）認定取得とその後

　実技試験に合格すると晴れてFEES認定が授与される（図2）．

　なお，さらなるステップとしてFEESインストラクターの課程も定められている．インストラクターになるには 5 年間の臨床経験と，医師である場合は専門医資格が必要となる．上述の認定を取得する際に経験した症例とは別に，さらに 150 例（そのうち 30 例は複雑な症例）でのFEESを経験する必要がある．FEESインストラクターに認定されると，FEES認定課程における指導者・試験官となることや，FEESを指導するワークショップを企画することなどが可能になる．

日本の嚥下内視鏡検査との比較

　日本との最も大きな違いは，医師でなくとも，

看護師や言語聴覚士も FEES 実施が可能なことだろう．より多くの医療従事者が FEES を実施できることで，それを必要とする患者により多くの検査を提供できる．上述してきたように，基礎知識から実際の手技，さらには方針決定やチームアプローチについてまで系統的に学ぶことのできるカリキュラムが定められているため，認定を取得した者であれば，たとえ職種が異なろうと標準化された検査を実施することができ，所見の判断や方針決定についてもある程度の水準で可能となっている．法制度が異なるため，ESSD のやり方をそのまま日本に取り入れることは難しいものの，我が国における嚥下内視鏡検査の教育体制をより良くするために，参考とすべき点は少なくないだろう．

　もう 1 点，これは筆者が研修した科が神経内科であったことや，その施設が高度急性期の機能を担う中核病院だったからかもしれないが，実際の臨床における FEES は病態診断としての意味合いが強く，治療試行的な要素は少なかった．1 回の検査時間は我々リハビリテーション科が行うものよりもずっと短く，その内容もシンプルであった．その一方で，FEES 実施に対する閾値がとても低く，フォローの検査を頻回に（必要な場合は連日）行うなど，刻一刻と変化する患者の状態を見逃さずにしっかり評価できるような体制を取っていた．FEES はいわばスクリーニングテストの 1 つのように捉えられていた．これも検査を実施できる人（職種）が多いからこそ成り立つものだろう．

　法律，人種，食文化，病院機能や診療科など多くの条件が異なるため，嚥下障害診療に違いがあるのは当然のことであるが，他を知ることで自らの診療について理解が深まることや新たな発見もある．嚥下障害に対する様々なアプローチを学び，その違いを吟味し，理解したうえで，目の前の患者に対する最適な医療を判断し，提供できるよう努めていきたい．

謝　辞

　Rainer Dziewas 教授をはじめ，Universitätsklinikum Münster の Dysphagia Research Group の皆様には，あたたかいご指導ご鞭撻を賜りました．心より感謝申し上げます．

文　献

1) Dziewas R, et al：European Society for Swallowing Disorders FEES Accreditation Program for Neurogenic and Geriatric Oropharyngeal Dysphagia. *Dysphagia*, **32**：725-733, 2017.
　Summary　ESSD の定める FEES 認定制度について詳しく述べられている．
2) Dziewas R, et al：Flexible endoscopic evaluation of swallowing（FEES）for neurogenic dysphagia：training curriculum of the German Society of Neurology and the German stroke society. *BMC Med Educ*, **16**：70, 2016.
　Summary　ESSD の FEES 認定制度の土台となったドイツにおける FEES 認定制度について詳しく述べられている．
3) Dziewas R, et al：Towards a basic endoscopic assessment of swallowing in acute stroke-development and evaluation of a simple dysphagia score. *Cerebrovasc Dis*, **26**：41-47, 2008.
4) Warnecke T, et al：Fiberoptic endoscopic evaluation of swallowing with simultaneous Tensilon application in diagnosis and therapy of myasthenia gravis. *J Neurol*, **255**：224-230, 2008.
5) Warnecke T, et al：Levodopa responsiveness of dysphagia in advanced Parkinson's disease and reliability testing of the FEES-Levodopa-test. *Parkinsonism Relat Disord*, **28**：100-106, 2016.
6) Warnecke T, et al：Standardized endoscopic swallowing evaluation for tracheostomy decannulation in critically ill neurologic patients. *Crit Care Med*, **41**(7)：1728-1732, 2013.

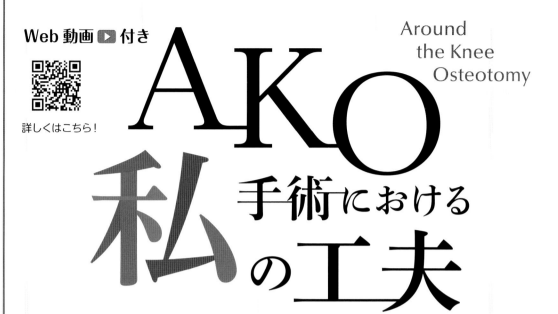

Web 動画 ▶ 付き

詳しくはこちら！

AKO

Around
the Knee
Osteotomy

私 手術における の工夫

34本の詳細な手技動画付き！！

膝周囲骨切り術のスペシャリスト達が豊富な経験から
生み出した手術の創意工夫を動画とともに披露。
新しい発見はもちろんのこと、「困ったな」の答えが
きっと見つかります。

編集　竹内良平

2023 年 5 月発行
B5 判 152 頁
定価 7,480 円
（本体価格 6,800 円＋税）

Contents

全日本病院出版会
www.zenniti.com

〒113-0033 東京都文京区本郷 3-16-4　Tel：03-5689-5989
Fax：03-5689-8030

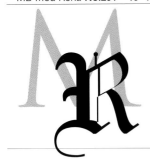

特集／嚥下内視鏡検査(VE)治療・訓練に役立つTips
─担当分野ごとのポイントを把握しよう！─

認定看護師による嚥下内視鏡検査の活用と評価のポイント

三鬼達人[*1]　加賀谷 斉[*2]

Abstract　摂食嚥下障害患者への対応は，幅広い職種が連携を取りチームアプローチで対応することが重要である．藤田医科大学病院では，リハビリテーション科医，歯科医師，摂食・嚥下障害看護認定看護師(以下，認定看護師)，言語聴覚士，管理栄養士などからなる多職種連携の嚥下チームで嚥下障害患者へ介入している．摂食嚥下障害患者へのアプローチは，病棟看護師によって開始されることもあるが，その際には経口摂取開始および再開時フローチャートを用いて嚥下評価を実践している．ここで問題がある場合に，認定看護師にコンサルテーションされる．コンサルテーションを受けた認定看護師は，詳細な摂食嚥下機能を評価するためにフィジカル・アセスメントおよびベッドサイドスクリーニングを実践している．評価の結果，病棟看護師で対応できる場合には，経口摂取に関して食事開始や継続判断，推奨形態・姿勢などを病棟看護師に伝達している．一方，誤嚥のリスクが高い場合は，スクリーニングテストなどでの評価には限界があるため嚥下内視鏡検査を含む詳細な評価を嚥下チームに依頼している．

本稿では，藤田医科大学病院で実施している嚥下回診によるチームアプローチの実際と認定看護師が嚥下内視鏡検査をどのように活用し，看護に展開しているかを説明する．また，嚥下回診時の環境整備や観察のポイントを解説する．

Key words　チームアプローチ(team approach)，嚥下回診(swallowing rounds)，嚥下機能評価(evaluation of swallowing function)，摂食・嚥下障害看護認定看護師(certified nurse of dysphagia nursing)

急性期病院での看護師による摂食嚥下障害患者へのアプローチ

急性期病院においては，原因疾患の治療，生命維持を最優先とした医療が提供されるため，口腔ケアや摂食嚥下リハビリテーションへのアプローチは後手に回ることがある．しかし，急性期においても口腔ケアを徹底し人工呼吸器関連肺炎(VAP)や誤嚥性肺炎の合併症予防を行い，禁食による嚥下関連筋群の廃用を予防する関わりが重要となる．また，患者の病態で禁食を強いた例に，

どのタイミングで経口摂取あるいは，摂食嚥下リハビリテーションを開始するかも重要である．訓練を開始する時には，誤嚥や窒息などのリスク管理に留意し，全身状態や栄養状態，脱水に注意しながらチームアプローチで訓練を進めていく必要がある．このなかで看護師に求められるものは，まず医師とともに患者の全身状態の安定化を図ることと，異常の早期発見が重要となる．そして，原疾患の病態と経過を把握したうえで，摂食嚥下障害のケアにできるだけ早く取り組むことが重要である[1]．

[*1] Tatsuto MIKI, 〒454-8509 愛知県名古屋市中川区尾頭橋3-6-10 藤田医科大学ばんたね病院看護部，看護副部長
[*2] Hitoshi KAGAYA, 国立長寿医療研究センターリハビリテーション科部，部長

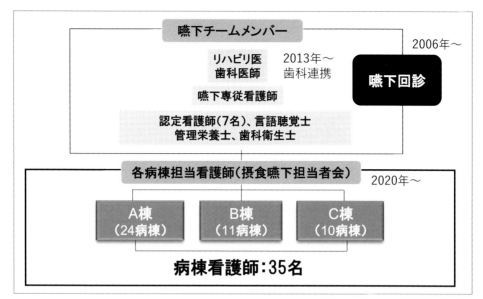

図 1. 藤田医科大学病院 嚥下チーム
リハビリテーション科医，歯科医師，認定看護師，言語聴覚士，管理栄養士，歯科衛生士からなる多職種による嚥下チームを形成している．この嚥下チームは，嚥下回診を通して病棟ラウンド実施している．また，各病棟には摂食嚥下の担当看護師を配置し，摂食嚥下担当者会を通して摂食嚥下リハビリテーションを展開している．

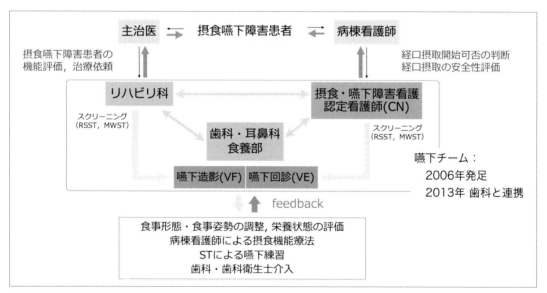

図 2. 摂食嚥下リハビリテーションのアプローチ
嚥下チームに入院中の摂食嚥下障害患者の評価・治療を依頼するルートは 2 つあり，主治医からリハビリテーション科へのルートと病棟看護師から認定看護師へのルートがある．依頼を受けたそれぞれのルートでスクリーニングテストを実施し，必要例には嚥下内視鏡検査や嚥下造影検査を行い，その結果から多職種による介入の方針を依頼元にフィードバックしている．

嚥下チームの実際

当院では，リハビリテーション科医，歯科医師，摂食・嚥下障害看護認定看護師（以下，認定看護師），言語聴覚士，管理栄養士などからなる嚥下

チームを形成している．また，各病棟には担当看護師を配置し，摂食嚥下担当者会を通して摂食嚥下リハビリテーションを展開している（図 1）．

嚥下チームに入院中の摂食嚥下障害患者の評価・治療を依頼するルートは 2 つあり，主治医か

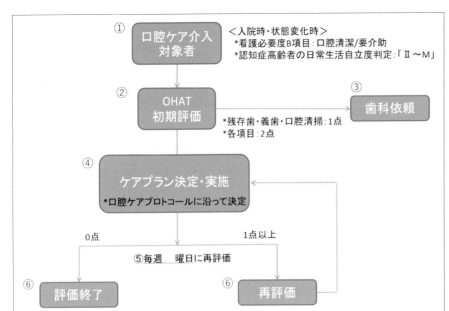

① 口腔ケア介入対象者

<入院時・状態変化時>
*看護必要度B項目：口腔清潔/要介助
*認知症高齢者の日常生活自立度判定：「Ⅱ～M」

② OHAT初期評価
*残存歯・義歯・口腔清掃：1点
*各項目：2点

③ 歯科依頼

④ ケアプラン決定・実施
*口腔ケアプロトコールに沿って決定

0点 ／ 1点以上

⑤毎週　曜日に再評価

⑥ 評価終了

⑥ 再評価

図 3.
口腔内評価と口腔ケアプランの立案から実践のプロセス
入院時に口腔ケアを介入する対象者を選定するが，選定方法は，看護必要度B項目の「口腔清潔」で要介護か認知症高齢者の日常生活自立度判定で「Ⅱ～M」の患者が該当となる．該当した患者すべてにフローに従って，口腔ケアプランを作成し，ケアの実践を図る．

看護必要度B項目

患者の状態等	患者の状態			介助の実施	
	0点	1点	2点	0	1
9 寝返り	できる	何かにつかまればできる	できない		
10 移乗	自立	一部介助	全介助	なし	あり
11 口腔清潔	自立	要介助	―	なし	あり
12 食事摂取	自立	一部介助	全介助	なし	あり
13 衣服の着脱	自立	一部介助	全介助	なし	あり
14 診療・療養上の指示が通じる	はい	いいえ	―		
15 危険行動	ない	―	ある		

認知症高齢者の日常生活自立度判定

ランク	判定基準	見られる症状・行動の例
Ⅰ	何らかの認知症を有するが，日常生活は家庭内及び社会的にほぼ自立している。	
Ⅱ	日常生活に支障を来すような症状・行動や意志疎通の困難さが多少見られても，誰かが注意していれば自立できる。	
Ⅱa	家庭外で上記Ⅱの状態が見られる。	たびたび道に迷うとか，買物や事務，金銭管理などそれまでできたことにミスが目立つ等
Ⅱb	家庭内でも上記Ⅱの状態が見られる。	服薬管理ができない，電話の応対や訪問者との対応など一人で留守番ができない等
Ⅲ	日常生活に支障を来すような症状・行動や意志疎通の困難さが見られ，介護を必要とする。	
Ⅲa	日中を中心として上記Ⅲの状態が見られる。	着替え，食事，排便・排尿が上手にできない，時間がかかる。やたらに物を口に入れる，物を拾い集める，徘徊，失禁，大声・奇声をあげる，火の不始末，不潔行為，性的異常行為等
Ⅲb	夜間を中心として上記Ⅲの状態が見られる。	ランクⅢに同じ
Ⅳ	日常生活に支障を来すような症状・行動や意志疎通の困難さが頻繁に見られ，常に介護を必要とする。	ランクⅢに同じ
M	著しい精神症状や問題行動あるいは重篤な身体疾患が見られ，専門医療を必要とする。	せん妄，妄想，興奮，自傷・他害等の精神症状や精神症状に起因する問題行動が継続する状態等

看護必要度B項目：口腔清潔
　①入院時に「要介助」の状態である患者
　②入院中に「要介助」の状態になった患者
認知症高齢者の日常生活自立度判定
　①ランク・判定基準で「Ⅱ～M」に該当する患者

②ORAL HEALTH ASSESSMENT TOOL（OHAT）で評価
③問題がある場合は、歯科依頼する
④評価点に応じて、ケアプランを決定する。以後、一週間ごとに評価を継続
⑤改善すれば評価終了
⑥改善なければ、再評価となり、④から継続する

らリハビリテーション科へのルートと病棟看護師から認定看護師へのルートになる（図2）．主治医からは嚥下障害が明らかである患者の機能評価，治療を目的として依頼され，病棟看護師からは経口摂取開始可否の判断や現在摂取している経口摂取の安全性評価の目的で依頼される．依頼を受けたそれぞれのルートでスクリーニングテストを実施し，必要例には嚥下内視鏡検査や嚥下造影検査を行い，その結果から多職種による介入の方針を依頼元にフィードバックしている．認定看護師は嚥下回診をコーディネートし，嚥下チームの一員として治療方針決定に関わり，患者の回復が円滑に進むように病棟看護師と連携を保つ役割を担っている．

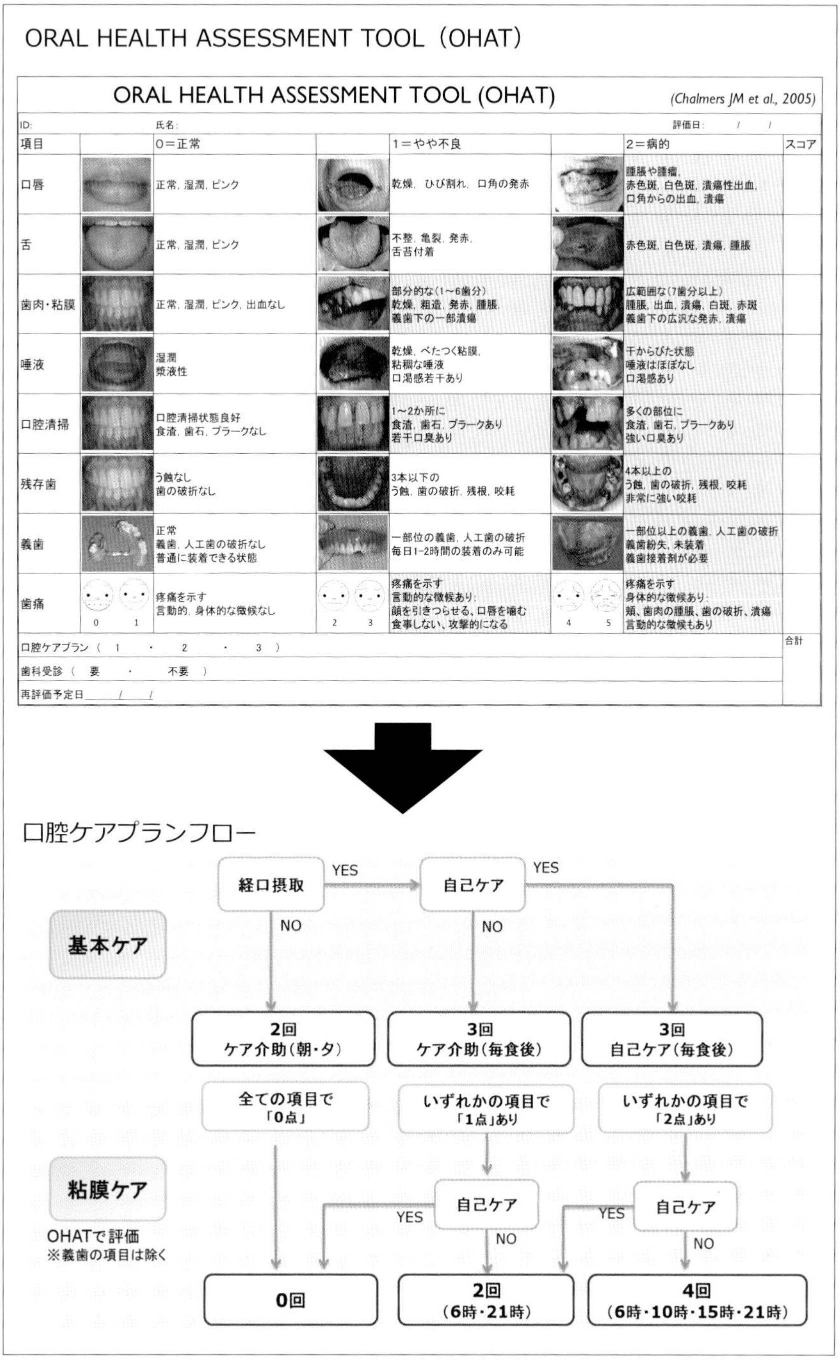

図 4.
口腔内評価ツールおよび口腔ケアプランフロー

OHAT による評価と評価結果から口腔ケアプランフローで口腔ケアを実践していく．口腔ケアは基本ケアと粘膜ケアから構成している．OHAT の評価点に応じて，基本ケアに追加する形で粘膜ケアの回数を決定する．

（上図：文献 7 より引用改変，下図：文献 8 より引用）

病棟看護師から認定看護師への依頼詳細

藤田医科大学病院では，患者の入院時に看護師が口腔衛生状況を評価し，口腔ケアプランの決定，口腔ケアを実践している（**図3**）．評価の対象者は，看護必要度[2)~4)]や認知症高齢者の日常生活自立度判定[5)]の評価結果で選定している．また，口腔内の評価は，要介護高齢者の口腔アセスメント用に Chalmers[6)]らによって作成された Oral Health Assessment Tool の日本語版（以下，OHAT）[7)]を用いて行い，評価の結果によって口腔ケアプランを決定している（**図4**）[8)]．これにより，

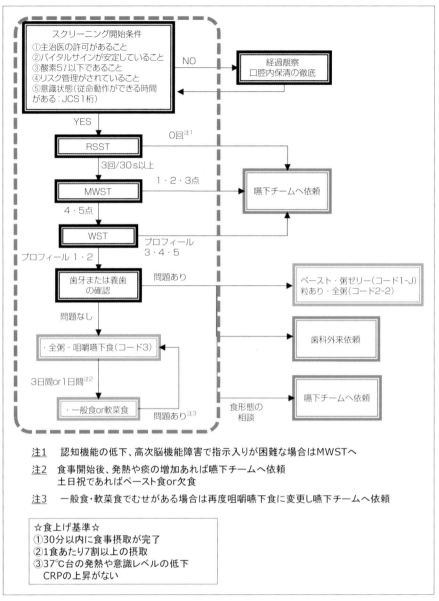

図 5. 経口摂取開始および再開時フローチャート

スクリーニング開始条件を確認し，主治医の許可があれば各スクリーニングテストを実施し，最終的に食形態の選定や嚥下チームの介入依頼が検討できるようになっている．

JCS：Japan coma scale
RSST：repetitive saliva swallowing test（反復唾液嚥下テスト）
MWST：modified water swallowing test（改訂水飲みテスト）
WST：30 ml water swallowing test
CRP：C-reactive protein

誤嚥性肺炎の予防や嚥下障害患者の口腔機能向上を目的とした継続的な口腔ケアを行っている．

摂食嚥下に関しては，「経口摂取開始および再開時フローチャート」を用いて嚥下評価を実践している（**図5**）[9]．フローチャートにおいて問題があ

る場合には，認定看護師にコンサルテーションされる．摂食嚥下障害患者は，食事が食べられなくなるだけでなく誤嚥または誤嚥性肺炎のリスクを伴う．そのため，経口摂取を開始する際には摂食嚥下機能の評価が必須である．経口摂取において

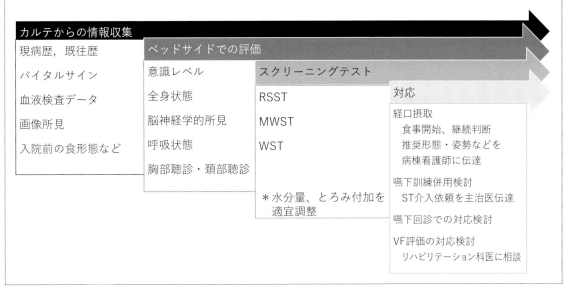

図 6. 認定看護師による摂食嚥下の評価手順
病棟看護師の相談を受けると，上記手順で評価を実施し対応方法を決定する．

は，栄養バランスや栄養量は管理栄養士，嚥下訓練は言語聴覚士が担うことが多いが，食事場面に一番接する機会が多い看護師がリスク管理を徹底し，経口摂取開始および再開の摂食嚥下機能評価を行うことは重要である．

コンサルテーションを受けた認定看護師は，詳細な摂食嚥下機能を評価するためにカルテからの情報収集と脳神経・筋骨格系フィジカル・アセスメントおよびベッドサイドスクリーニング(反復唾液嚥下テスト，改訂水飲みテストなど[10)11)]を実践し対応を検討している．評価の結果，病棟看護師で対応できると判断した場合には，経口摂取に関して食事開始や継続判断，推奨形態，姿勢などを病棟看護師に伝達している．一方，経口摂取のリスクが高いと判断した場合には，嚥下内視鏡検査などの詳細な評価とチームでの対応が必要であると判断し，主治医に報告後，多職種連携の嚥下チームでの介入を開始している(**図6**)．なお，熟練した認定看護師による嚥下評価の正確性については Nishimura ら[12)] の報告によると嚥下内視鏡検査と比較した場合91%の一致率であったとの結果がある．

認定看護師による嚥下内視鏡検査の活用

先述した通り，認定看護師による嚥下評価はスクリーニングテストなどを駆使して行っているが，実際に体内で起きている嚥下の動態を観察することはできないため，患者の状態を評価するためには限界が生じる．このため，リスクが高いと判断する場合は，医師，歯科医師による嚥下内視鏡検査を積極的に活用している．しかし，嚥下内視鏡検査は，実施者である医師，歯科医師の時間確保，介助者である認定看護師や言語聴覚士の時間調整，検査食の準備，内視鏡の準備や洗浄などを考慮すると安易にできる検査ではない．そこで，① 治療や意識レベルなどの問題で絶食期間が長期間に及んだ場合，② 重症肺炎患者や繰り返す誤嚥性肺炎患者，③ 摂食嚥下障害の原因疾患である機能的障害の脳卒中(球麻痺，偽性球麻痺)や末梢神経障害，神経・筋疾患のパーキンソン病・筋萎縮性側索硬化症患者など，④ 器質的障害の口腔・咽頭・喉頭の術後患者などにおいては，嚥下内視鏡検査を積極的に活用するようにしている．一方，嚥下内視鏡検査の適応とならない患者は，急性期にあり意識レベルが回復していない患者や認知症・精神疾患などで検査の協力が得られない

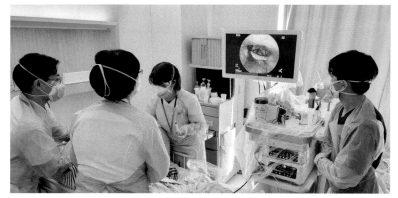

図 7.
嚥下回診の実際
病棟に出向き嚥下機能を内視鏡検査にて評価している．リハビリテーション科医が嚥下内視鏡検査を実施し，認定看護師が医師の検査介助をしている．言語聴覚士は検査食を介助している．その他，検査結果を電子カルテに記載する担当がいる．

患者，明らかな誤嚥を認め全身状態が不安定な患者である．そして，嚥下内視鏡検査の場面を直接病棟の看護師が嚥下チームと共有することで，嚥下障害患者に日々食事介助などで対応する病棟看護師への最適な OJT（on the job training）教育の場面となり得る．

嚥下回診の実際と認定看護師が回診で評価するポイント

嚥下回診の様子を図7に示す．嚥下回診は，多職種からなる嚥下チームで各病棟を訪問し，各科嚥下担当看護師や主治医らと対象例について直接協議する．そして，直ちに対象例を診察し必要に応じて嚥下内視鏡検査をリハビリテーション科医，歯科医師が行い，その場で経口摂食や摂食機能療法に関する指示を提示する．

嚥下内視鏡検査における認定看護師の観察ポイントとしては，主に，① 早期咽頭流入，② 嚥下反射惹起遅延，③ 咽頭残留，④ 喉頭侵入・誤嚥の評価が重要となる．特に咽頭残留では，残留量の観察とその対処方法について把握しておく必要がある．そのため，交互嚥下や咳払いの有無，姿勢調整などで病棟スタッフが対応できるかを見極め，介入していく必要がある．

嚥下回診は，全診療科，全部署に介入しているため，ICU（集中治療室）などの超急性期の患者から緩和ケア病棟などの終末期にある患者まで対応している．また，嚥下回診は週に2〜3回実施しているため，摂食嚥下障害例が確定的な指示を得る

までに，最短で1日，最長でも4日で可能であり迅速に対応できている．嚥下チームでの回診日以外は，認定看護師がラウンドや指導を行い摂食嚥下障害患者に対応しているが，異常が認められる場合は医師に報告し対処できるようになっている．

嚥下回診において嚥下内視鏡検査がスムーズに実施できる環境整備のポイントを以下に示す．

1. 環境調整

嚥下回診時には，まず患者のスケジュール調整が必要である．主治医による回診や処置，CT・MRI などの検査，リハビリテーション訓練などと被らないように調整する．また，嚥下内視鏡検査の同意を得るため患者本人から同意が得られない場合は，家族との来院調整が必要となる．

患者自体の準備としては，口腔内衛生状況を最良にするため，歯科衛生士や病棟看護師と口腔ケアのタイミングを調整する．また，脳卒中や体力低下などのある患者が，検査中に寝てしまうことがないように，検査前には覚醒状態を良くする関りが必要である．嚥下内視鏡検査時の評価姿勢に関しては，ベッド上でリクライニング位での評価となるのか，椅子などに座っていただき座位姿勢での評価となるのかは，認定看護師が患者の状態をしっかりと見極め調整する必要がある．さらに，実際の回診の際には，患者の治療経過や普段の様子，夜間帯の睡眠状況などを良く理解している病棟看護師の同席を調整する必要がある．また，認知機能低下のある患者に関しては，検査の協力が得られずに行えない場合や嚥下手技の獲得

が困難であることもあり，普段の患者の様子を理解して検査が可能であるか慎重に判断する必要がある．

2. 準備物品

嚥下内視鏡検査機器のほか，リスク管理としての吸引機，サチュレーションモニター，聴診器など直ぐに使える状態で準備しておく．検査食の準備は，実際に患者に提供される病院食で検査することが望ましく，さらに日本摂食嚥下リハビリテーション学会による学会分類[13]に対応した嚥下調整食やとろみ水で準備ができると良い．この嚥下食の準備には，食養部との調整が必要となる．また，感染予防のため厚生労働省の標準予防策（standard precautions）を遵守し，マスク，エプロン，ゴーグル，手袋などの準備をしておく[14]．特に，嚥下内視鏡検査時はエアロゾル感染対策が重要である．

認定看護師による嚥下内視鏡を用いた嚥下観察の看護師向け教育プログラム

厚生労働省では嚥下内視鏡検査は診療の補助に該当し得る行為であり，絶対的医行為とはされていないがさらに検討が必要となっている．そこで，我々は認定看護師を対象に，嚥下内視鏡を用いた嚥下観察の看護師向け教育プログラムを作成し検討を行った．藤田医科大学の医学研究倫理審査委員会で承認後に藤田医科大学病院所属の認定看護師を対象に，150分のEラーニング，講義とモデル人形，健常者を用いた実技を含む250分の技術会講習，その後ワークブック，喉頭ファイバーを用いた自己学習を続け，健常者を対象にした客観的臨床能力試験（objective structured clinical examination；OSCE）に合格後に書面で同意を得られた29例の入院患者を対象に医師，歯科医師の指導の元にOJTを行いフィードバックを受け，30例目にリハビリテーション科専門医から技術試験を受けた．その結果，藤田医科大学病院の摂食機能療法回診で医師・歯科医が行っている嚥下内視鏡検査を多数経験している認定看護師3名

が，OSCE，技術試験ともに高得点で合格した．経過中，有害事象は生じなかった．したがって，経験豊かな認定看護師であれば，今回の教育プログラムによる嚥下内視鏡を用いた嚥下観察が可能である可能性が示された[15]．現在，COVID-19の流行のために研究は一時中断しているが，今後さらに対象者を拡大し教育プログラムの適切性を確認していく予定である．

文　献

1) 才藤栄一ほか監修：摂食・嚥下リハビリテーション第3版，359-361，医歯薬出版，2007.
Summary 摂食嚥下リハビリテーションを志す者のバイブルとなる著書である．各分野の著名な先生方が執筆されている．

2) 厚生労働省：令和4年度診療報酬改定について．（2023年2月10日アクセス）〔https://www.mhlw.go.jp/stf/seisakunitsuite/bunya/0000188411_00037.html〕

3) 個別改定項目について（厚生労働省）：I 医療従事者の負担軽減，医師等の働き方改革の推進，I-2 医師等の長時間労働などの厳しい勤務環境を改善する取組の評価⑩重症度，医療・看護必要度の測定に係る負担の軽減，36，315-317.（2023年2月10日アクセス）〔https://www.mhlw.go.jp/content/12404000/000601838.pdf〕

4) 中央社会保険医療協議会：入院医療（その5）（厚生労働省）1. 重症度，医療・看護必要度の記録について，3-14.（2023年2月10日アクセス）〔https://www.mhlw.go.jp/content/12404000/000576628.pdf〕

5) 厚生労働省老健局長：「「痴呆性老人の日常生活自立度判定基準」の活用について」の一部改正について，老発第0403003号，平成18年4月3日，2-3，2006.

6) Chalmers JM, et al：The oral health assessment tool-validity and reliability. *Aust Dent J*, **50**：191-199, 2005.

7) 松尾浩一郎ほか：口腔アセスメントシート Oral Health Assessment Tool 日本語版（OHAT-J）の作成と信頼性，妥当性の検討．障害者歯科，**37**：1-7, 2016.

8) 稲垣鮎美ほか：口腔アセスメント Oral Health Assessment Tool（OHAT）と口腔ケアプロトコル

による口腔衛生状態の改善. 日摂食嚥下リハ会誌, **21**：145-155, 2017.

9) Yamasaki M, et al：Incidence and patient characteristics of aspiration pneumonia using a nursing screening flowchart in an acute hospital. *J Nurs Sci Eng*, **9**：190-200, 2022.

10) 小口和代ほか：機能的嚥下障害スクリーニングテスト「反復唾液嚥下テスト」(The Repetitive Saliva Swallowing Test：RSST)の検討(1)正常値の検討. リハ医学, **37**(6)：375-382, 2000.

11) 才藤栄一ほか：摂食・嚥下障害の治療対応に関する総合的研究. 平成11年度厚生科学研究費補助金研究報告書, 12, 1999.

12) Nishimura K, et al：Accuracy of Dysphagia Severity Scale rating without using videoendoscopic evaluation of swallowing. *Jpn J Compr Rehabil Sci*, **6**：124-128, 2015.

13) 日本摂食嚥下リハビリテーション学会：日本摂食嚥下リハビリテーション学会嚥下調整食分類2021. 日摂食嚥下リハ会誌, **25**(2)：135-149, 2021.

14) 厚生労働省老健局：介護現場における(施設系通所系訪問系サービスなど)感染対策の手引き　第2版, 7-28, 2022.
   Summary　介護現場における感染対策の手引きではあるが, 新型コロナウイルス感染症に関する感染対策まで示されている.

15) Yoshida M, et al：Safety and the effectiveness of a new education program for nurses to assess swallowing function using fiberoptic endoscopic evaluation of swallowing(FEES). *Jpn J Nurs Sci*, **17**：e12313, 2019.

MB Med Reha **No.291**：49-54, 2023

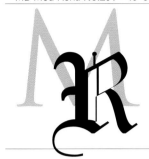

特集／嚥下内視鏡検査(VE)治療・訓練に役立つ Tips
　―担当分野ごとのポイントを把握しよう！―

嚥下リハビリテーションにおける
嚥下内視鏡検査の活用法
―言語聴覚士の立場から―

稲本陽子*

Abstract　嚥下内視鏡検査は，嚥下動態を可視化することで，異常所見の背景にある病態を把握でき，治療的介入を導き出せる有効な治療指向的評価である．検査では2つのフィードバック，結果の知識とパフォーマンスの知識の獲得が重要となる．結果の知識とは，難易度を調整しながら複数の施行を実施するなかで，嚥下過程で想定される異常所見の有無を検出していくことである．さらには異常所見を引き起こしている原因となる機能不全を特定する．そうすることで機能改善のための運動プログラムが立案可能となる．パフォーマンスの知識とは，異常所見を軽減させ，次のより難しい課題へステップアップしていくためのコツ，すなわち患者にとって有効な姿勢や嚥下手技や戦略を見つけることである．また嚥下内視鏡検査は，訓練時のバイオフィードバックの手段としても有効に活用できる．

Key words　嚥下(swallowing)，内視鏡(endoscope)，声帯(true vocal cords)，フィードバック(feedback)

　摂食嚥下リハビリテーションにおいて，画像評価は嚥下動態を可視化することで，異常所見の背景にある病態を把握でき，治療的介入を導き出せる治療指向的評価として重要な役割を果たす．嚥下内視鏡検査は，嚥下造影検査とならび標準的な画像評価として欠かせないものとなっている．言語聴覚士(ST)は，嚥下内視鏡による所見を，訓練立案に不可欠である機能不全の把握そして訓練内容の決定に有効に活用している．

　嚥下訓練は，嚥下の各機能を構成する諸器官の運動・感覚にアプローチして不全の機能を改善させる要素訓練と，実際に嚥下そのものを練習する課題訓練に大別され，両者を組み合わせながら実施する．前者の要素訓練内容の決定は，異常所見を検出し，異常所見を引き起こしている機能不全を特定し，該当の機能改善に必要な諸器官の運動

を決定するというプロセスで成り立つ．後者の課題訓練内容の決定は，複数の施行を行うなかで，患者にとって最適な難易度の嚥下課題を導き出すこと，同時により難しい課題へ移行していけるための戦略を見つけ出すことで導かれる．これらの訓練立案のために，内視鏡検査から得られる2つのフィードバックである結果の知識(Knowledge of Result；KR)とパフォーマンスの知識(Knowledge of Performance；KP)は重要な役割を果たす．再評価時における立案した訓練効果の把握および次なる訓練課題の決定としてのチェック機能としても不可欠である．また内視鏡画像は，訓練時におけるバイオフィードバックとしても有効である．本稿では，訓練立案の鍵となる2つのフィードバックについて，さらに訓練時のバイオフィードバックの活用法について概説する．

* Yoko INAMOTO，〒 470-1192 愛知県豊明市沓掛町田楽ヶ窪 1-98　藤田医科大学保健衛生学部リハビリテーション学科，教授

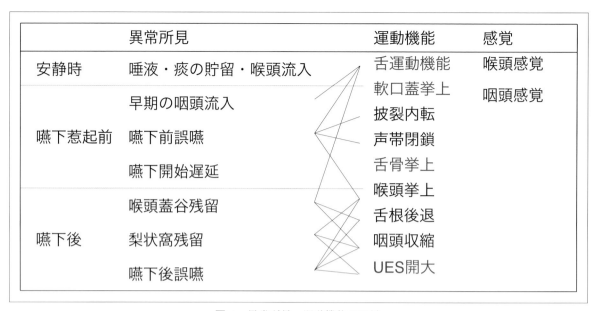

	異常所見	運動機能	感覚
安静時	唾液・痰の貯留・喉頭流入	舌運動機能	喉頭感覚
		軟口蓋挙上	咽頭感覚
嚥下惹起前	早期の咽頭流入	披裂内転	
	嚥下前誤嚥	声帯閉鎖	
	嚥下開始遅延	舌骨挙上	
嚥下後	喉頭蓋谷残留	喉頭挙上	
	梨状窩残留	舌根後退	
	嚥下後誤嚥	咽頭収縮	
		UES開大	

図 1. 異常所見, 運動機能の関係
グレー表示は, 同時評価不可な機能および嚥下内視鏡では評価困難な機能

評価におけるフィードバック
(Knowledge of Result；KR)

1．異常所見の有無の検出

最初の重要なステップは, 異常所見の有無, たとえば誤嚥したか, しなかったかという結果の知識(KR)の獲得である. 嚥下内視鏡で有無を検出すべき重要な異常所見は, 安静時所見の ① 唾液・痰の貯留および喉頭流入, 嚥下前所見として ② 早期の食塊の咽頭流入, ③ 食塊の喉頭侵入・誤嚥(嚥下前誤嚥), ④ 食塊が梨状窩に到達しても嚥下が開始されない(嚥下開始の遅延), 嚥下後の所見として ⑤ 食塊の喉頭蓋谷残留, ⑥ 食塊の梨状窩残留, ⑦ 喉頭内の食塊の存在(嚥下中・後誤嚥)である(**図1**). これらの所見の有無を各施行で評価し, どの食形態の条件までなら異常所見をぎりぎり引き起こさないかの限界難易度課題を決定する. 限界難易度を見極めるためには簡単なものから順に実施する. 嚥下造影検査による誤嚥のしやすさから分類した難易度順を参考にすると, ゼリー(嚥下調整食品0j)→とろみ水(0t)→固形物→液体(とろみなし)少量→液体中等量→液体コップ一口飲み→ミックス形態(液体と固形物の混合)→液体コップ連続飲みの順が, 限界難易度を見極めるのに効果的である[1].

覚醒状態, 全身状態ともに安定しており, 座位姿勢もとれるが, 重度の嚥下障害が疑われ, 飲食物を負荷することが危険な場合は, ice chip(アイスチップ, 小さな氷片5〜7 mm)プロトコルを活用できる[2,3]. このプロトコルでは, アイスチップ嚥下を3施行実施し, 上述した異常所見の有無を評価する. 具体的には緑色に着色したアイスチップ1個半〜2個を口腔内に付与し, 口腔内で動かしてもらいながら自己のタイミングで嚥下を促す. 症例集積報告から, このプロトコルにより9名中7名は, プロトコル後に痰の減少を認め, 安全な評価および介入と報告している.

2．機能不全の特定

次にこれらの異常所見を引き起こしている原因となる機能不全を特定するために, 喉頭・咽頭の運動・感覚を評価する(**図1**). 機能不全が明らかとなり要素訓練の諸器官の運動訓練内容の決定につながる.

1）喉頭運動
声帯閉鎖および披裂の内転

発声をさせる, 咳をする, 強く息をこらえる指

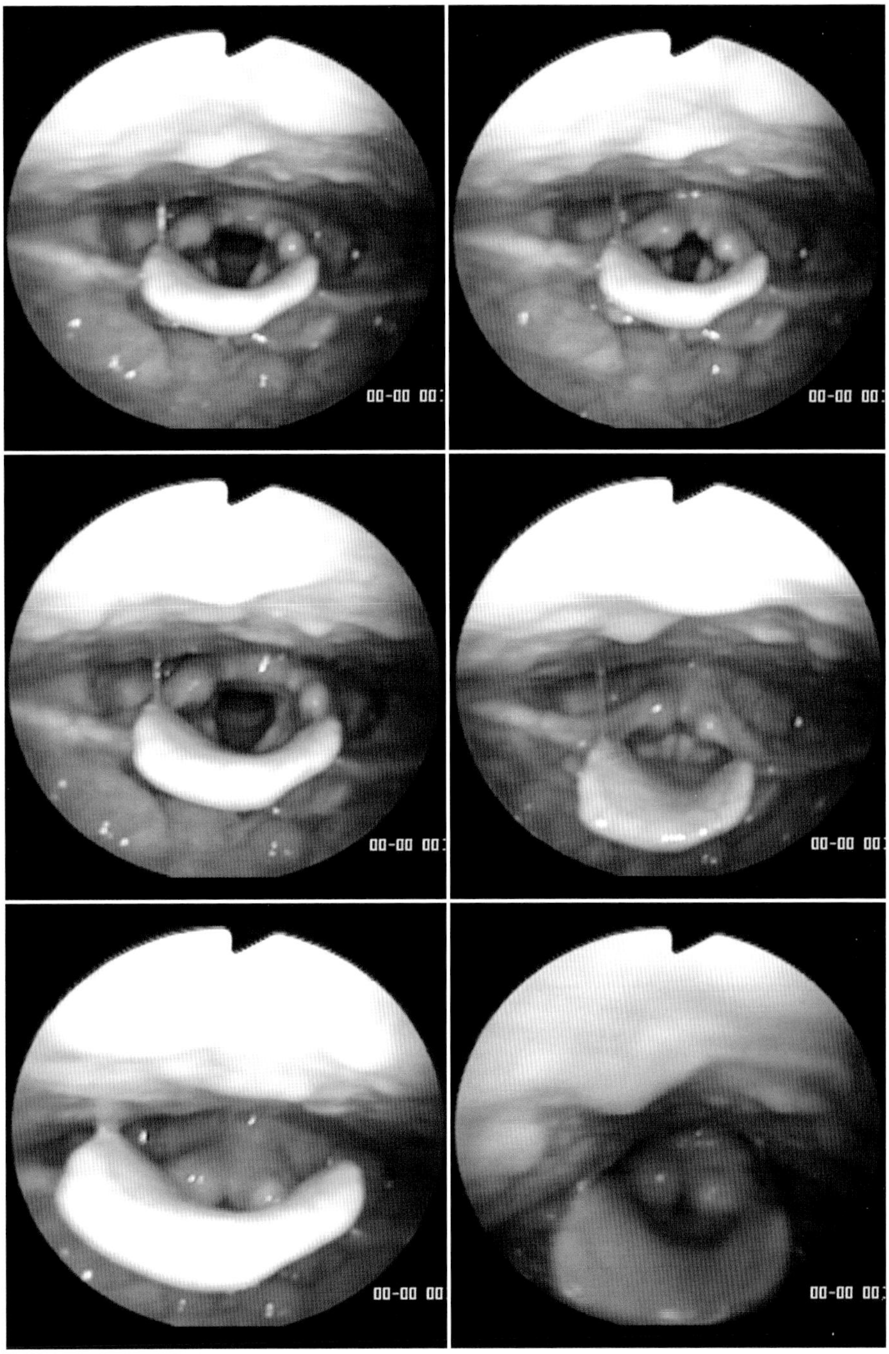

図 2.
声帯・披裂の内視鏡画像
安静呼吸時は声帯・披裂の内転および外転と左右差を評価する．深呼吸を合わせて評価することで声帯・披裂の最大外転程度を評価できる．発声時は，声帯の閉鎖を評価する．強く息を止める，随意的な咳では声帯閉鎖，披裂の内転と挙上の程度（披裂と喉頭蓋の接触）を評価する．
　a：安静呼吸時，安静吸気
　b：安静呼吸時，安静呼気
　c：深呼吸時，深吸気
　d：発声時
　e：強く息を止める
　f：随意的な咳直前

示にて閉鎖・内転の程度，左右差を確認する（**図2**）．発声では主に声帯の閉鎖を評価でき，咳をする・強く息をこらえる指示では，声帯だけでなく披裂の内転および披裂と喉頭蓋谷喉頭面（披裂の挙上）の接触を評価できる．これらの所見は，異常所見として誤嚥が検出された場合の原因となる機能不全の1つである喉頭閉鎖不全や喉頭挙上低下

の判定につながる．

　嚥下と構音は同一の諸器官を用いるため，嚥下障害と構音障害は合併しやすい．ST にとっては，構音過程の発声に不可欠な要素としても声帯閉鎖・披裂の内転の評価は重要である．気息性嗄声や湿声などの聴覚印象との合致についても評価しておくことで主観的評価の妥当性の確認も可能と

表 1.

タスク	諸器管の運動程度・左右差
安静呼吸	披裂内転・外転
発声「イー」「イッ・イッ・イッ」	声帯閉鎖
軽く息を止める	声帯閉鎖
強く息を止める	披裂内転・声帯閉鎖・喉頭挙上（披裂─喉頭蓋接触）

なる.

2）咽頭運動

嚥下中のホワイトアウトにより咽頭収縮の程度を評価する. ホワイトアウトとは, 嚥下中, 舌根と咽頭壁の接触にて内視鏡の視界が不明瞭, 真っ白になる現象であり, 喉頭蓋が反転開始後0.2秒以内に起こり, 約0.5秒続くと言われている[2]. 舌根後退や咽頭収縮が不全であると, ホワイトアウトは弱くなる. したがってホワイトアウトの程度や持続時間を評価することによって舌根後退や咽頭収縮の程度の評価につながる.

ホワイトアウトの弱さが, 舌の運動低下によるものか咽頭収縮筋群の運動低下によるものかを判別することは難しいが, 食物を負荷する前に舌の運動可動域および咽頭の運動を評価しておくことである程度の判別は可能である. 舌根の後退は「舌を後方に引く」指示やあくびをするふりを促すことで評価できる. 咽頭は,「イー」と金切り声を出すように高音で発声してもらうことで評価可能である.

これらの所見は, 異常所見として喉頭蓋谷や梨状窩に咽頭残留が検出された場合の機能不全の1つである咽頭収縮低下の特定につながる.

3）咽頭感覚

食塊の位置と嚥下開始のタイミングで評価できる. 物性による違いはあるが, 梨状窩に到達しても嚥下が開始されない場合, 嚥下開始遅延と評価でき, 咽頭感覚の低下を疑うことができる. また咽頭感覚は, 喉頭蓋谷や梨状窩に咽頭残留を認めた場合, 患者に残留感の有無を聴取することでも評価できる. 残留していても残留感がない場合は, 咽頭感覚が低下していると判断できる. 残留感の有無は, 課題訓練での嚥下課題の決定や食事の食形態決定に影響する. たとえばある施行で同程度の中等量の残留を認めた場合, 残留感がある場合はその課題を訓練にて練習できる可能性が高いが, 残留感がない場合はその課題より1つ簡単な課題を推奨されることがある. ある程度正しく残留感があれば, 複数回嚥下をしてクリアランスをする, 喀出をするなどの対応が取りやすいのに対し, 残留感がない場合はこうした行為が見られず, 残留物を誤嚥するリスクがあるからである.

4）喉頭感覚

1)の声帯および披裂の内転評価時に披裂や披裂喉頭蓋ひだを内視鏡の先端に触れることで喉頭の感覚を評価できる. 喉頭粘膜への機械的刺激によりひきおこされる, 喉頭内転反射の欠如は, 肺炎の罹患率を高めることが報告されている[4]. 喉頭感覚の低下は, 不顕性誤嚥の原因ともなり誤嚥を検出したときの機能低下を導き出すプロセスにて重要である.

米国では内視鏡の先端で触れる方法(touch)以外に, air pulse を用いた感覚検査(FEESST)が普及している. 上喉頭神経領域に air で刺激し, 反射が惹起される閾値を計測する. 空気圧閾値が>6 mmHg(重度障害)の症例では, 4~6 mmHg(中等度障害)の症例に比べ喉頭侵入・誤嚥の割合が増加したことが報告されており, 反射の誘発閾値上昇, すなわち喉頭感覚低下と誤嚥・喉頭侵入の関連性が示されている[5]. 一方で, touch と air pulse による喉頭感覚と誤嚥・喉頭侵入の関連を比較した研究にて, air pulse による喉頭感覚の評価は喉頭感覚低下の検出力は高いが, 誤嚥・喉頭侵入のスコアとの関連性は低かったことが報告されている[6]. Touch による喉頭感覚低下と誤嚥・喉頭侵入のスコアの関連性の方が高かったことが報告されており, 本邦で一般的に用いられている披裂や披裂喉頭蓋ひだを内視鏡の先端で触れる方

法の有効性が示されている.

評価におけるフィードバック
（Knowledge of Performance；KP）

　KRに加えて訓練立案や方針決定に必要なフィードバックは，パフォーマンスの知識（KP）である．異常所見を軽減させるための戦略であり，課題練習の課題設定に不可欠である．難易度の低い条件から順に実施をしていき，異常所見が検出された食形態にて，姿勢を調整しもしくは嚥下手技を用いることで異常所見が消失または軽減するかどうかを確認し，コツとして用いていけるかどうかを検討する.

1．姿勢調整

　重力や空間操作を利用して食塊の通過速度や経路を変化させ，誤嚥や咽頭残留などの異常所見を軽減できることが可能となる．重力を利用したものにリクライニング座位，空間を操作するものに頭部回旋，頭部屈曲・頸部屈曲がある．座位で異常所見を認めた場合，これらの姿勢を調整し異常所見の軽減もしくは消失を試み，嚥下時の戦略として用いていくことが可能かを検討する.

2．嚥下手技

　嚥下手技とは，咽頭期の嚥下を随意的に調整しより安全な嚥下方法を導くものであり，誤嚥の防止に有効な強い息こらえ嚥下や息こらえ嚥下，咽頭残留の防止に有効なメンデルソン手技や努力嚥下などがある．姿勢調整と同様に，異常所見を見つけた時に手技を用いることで所見の軽減を検討し嚥下時の戦略として用いていくことが可能かを検討する．しかし，手技は随意的な運動調整が必要となるため獲得は容易ではなく，その場で教えてすぐに実施することは困難なことも多い．そのため訓練で練習し獲得できた時点で再度手技の有効性を評価することが一般的である.

3．その他の戦略

　その他，異常所見の軽減の戦略として有効で検査内で有効性を評価すべきものは，咽頭残留には反復嚥下と交互嚥下である．いずれも咽頭残留軽減に有効な戦略である．反復嚥下は，何回か繰り返し嚥下をすることで少しずつ咽頭のクリアランスを図る方法である．交互嚥下は残留しやすい物性の嚥下の次の一口は残留しにくい物性を嚥下させるといった，異なる物性のものを交互に嚥下することで咽頭のクリアランスを図る方法である．また早期の咽頭流入や嚥下前誤嚥に関しては，食塊を口腔内で保持してから咽頭へ送り込むことが可能かどうかを評価し，意識嚥下を戦略として用いることができるかを検討する．誤嚥に関しては，一口ずつ飲み連続嚥下を避ける戦略も有効である.

バイオフィードバックとしての活用

　運動の習得にはフィードバックが欠かせないが，嚥下運動は外部から観察しにくい運動であり運動を可視化しにくい．嚥下内視鏡は咽頭喉頭を直視下に観察可能であり，嚥下手技やコツの習得に効果的なバイオフィードバックとなる．特に嚥下手技のうち，強い息こらえ嚥下や息こらえ嚥下における声帯閉鎖，披裂の内転・挙上の学習において有効に活用でき，訓練を施行するST，患者双方の視覚的フィードバックを提供する．STにとってはどのような教示を，どのタイミングで，どの頻度・量で与えれば良いかを検討する手がかりとなり，患者にとっては画像を見ながら実施することで運動感覚を習得することにつながる．健常被検者を対象としたバイオフィードバックによる息こらえ嚥下習得の研究報告からも視覚的フィードバックの有効性が報告されている[6]．視覚的バイオフィードバック群と非バイオフィードバック群の息こらえ嚥下の習得にかかる日数を比較したところ，画像を見ながら実施でき，かつ成功・失敗のフィードバックを与えられた視覚的バイオフィードバック群は有意に習得が早かったことが報告されている．またこうした結果の知識KR（成功・失敗）とともに，パフォーマンスの知識KP（成功するためのコツ）を調整することも重要である．目標とする運動の成功の程度に合わせ，

フィードバックの種類・頻度・量についても調整することが必要である.

おわりに

嚥下内視鏡は，嚥下障害の病態理解，嚥下訓練内容の決定，嚥下訓練時のバイオフィードバックに重要な役割を果たす．ST は，嚥下内視鏡検査を施行する医師・歯科医師に同席し，画像所見を評価・解釈し，病態理解および必要な訓練内容を導き出せるように，検査の条件や施行を提言していくことが求められる．そのために，画像を解釈する能力と合わせ，異常所見と機能の関係性や，食形態の難易度や，異常所見の軽減につながる姿勢や嚥下手技についての知識を十分に持ち合わせてくことが必要である．

文 献

1) Kagaya H : Differences between drinking and eating from the viewpoint of dysphagia rehabilitation. *Jpn J Compr Rehabil Sci*, **11** : 49-51, 2020.
2) Pisenga JM, Langmore SE : The ice chip protocol : A description of the protocol and case reports. *Perspectives ASHA SIGs*, **13** 3 Part 1 2018.
   Summary 重要嚥下障害患者に対する内視鏡評価で有効に活用できる Ice Chip Protocol（アイスチッププロトコル）の方法がまとめられている.
3) Langmore SE（著），藤島一郎（監訳）：嚥下障害の内視鏡検査と治療，医歯薬出版，2002.
4) Kaneoka A, et al : Relationship between laryngeal sensory deficits, aspiration, and pneumonia in patients with dysphagia. *Dysphagia*, **33** : 192-199, 2018.
5) Aviv JE, et al : FEESST : a new bedside endoscopic test of the motor and sensory components of swallowing. *Ann Otol Rhinol Laryngol*, **107** : 378-387, 1998.
   Summary 内視鏡で喉頭の感覚を air pulse を用いて評価するためのテスト FEESST について述べた論文．Air 刺激の反応閾値が高い症例は，反応閾値が低い症例に比べ誤嚥・喉頭侵入の割合が高かったことを示し，airpulse での喉頭感覚評価の有効性について述べている.
6) Kaneoka A, et al : A comparison of 2 methods of endoscopic laryngeal sensory testing : a preliminary study. *Ann Otol Rhinol Laryngol*, **124** : 187-193, 2015.
   Summary 内視鏡による喉頭感覚評価にて，air pulse による評価と touch（内視鏡の先端で触れる方法）による評価を比較した論文．Touch による評価は誤嚥・喉頭侵入との関連をみとめ，touch による評価の有効性を示している.
7) Imada M, et al : Effect of visual biofeedback to acquire supraglottic swallow in healthy individuals : a randomized-control study. *Int J Rehabil Res*, **39** : 181-184, 2016.

さらに9例の臨床例で検証した結果が提示され，プロトコルの安全性と有効性が示されている.

MB Med Reha **No.291**：**55-61**, 2023

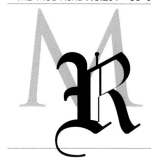

特集／嚥下内視鏡検査(VE)治療・訓練に役立つ Tips
―担当分野ごとのポイントを把握しよう！―

兵頭スコアによる嚥下内視鏡検査(VE)評価方法のポイント

兵頭政光*

Abstract　嚥下障害は原因疾患が多岐にわたり，患者ごとに障害様式や重症度が多彩である．嚥下障害に対して適切な対応を行ううえでは，それらを客観的に把握する必要がある．嚥下内視鏡検査(VE)は簡便かつ低侵襲に行え，検査場所の制約も少ないことからまず行うべき嚥下機能検査法である．本検査では嚥下器官の感覚機能と運動機能，および検査食の動きを客観的に評価することがポイントであり，我々が提唱した VE スコアはそれらを半定量的に評価できる点で有用である．評価結果に基づいて経口摂取の可否の判断や治療手技の選択に活用できるほか，医療者間での情報共有やカルテへの記録も容易に行える．

Key words　嚥下内視鏡検査(videoendoscopic examination of swallowing)，スコア評価法(scoring evaluation)，感覚および運動機能(sensory and motor function)，経口摂取の判断(decision making for oral food intake)，嚥下造影検査(videofluorographic examination of swallowing)

はじめに

　嚥下障害は脳血管障害，頭部外傷，神経・筋疾患，頭頸部腫瘍，加齢など様々な原因によって生じる．このため嚥下障害の病態，すなわち障害様式と重症度は患者ごとに大きく異なる．嚥下障害患者への対応では，経口摂取の可否の判断や治療法の選択が問題となるが，それらを適切に判断するためには嚥下障害の病態を客観的に把握することが求められる．本稿では，主に嚥下内視鏡検査(videoendoscopic examination of swallowing；VE)のスコア評価法の概要とその活用法について述べる．

嚥下機能検査における VE の役割

　嚥下機能検査は，何が原因で嚥下機能が障害されているのかを診断する「原因診断」と，嚥下機能がどの段階でどの程度障害されているかを診断する「病態診断」を行うことを目的とする[1]．そのための検査法としては嚥下造影検査(VF)や VE が代表的であるが，VE は簡便かつ低侵襲に行え，検査場所の制約も少ないことから，まず行うべき嚥下機能検査である[2]．VE は経鼻内視鏡により嚥下器官である鼻咽腔，中・下咽頭，喉頭の機能を評価する検査であり，主に嚥下の咽頭期を対象とする．このため，咽頭期のメカニズムを理解しておく必要がある[3]．咽頭は嚥下時には消化管として，呼吸時には気道としての役割を併せ持つため，咽頭期には食物を食道へ送り込むと同時に，

* Masamitsu HYODO，〒 783-8505 高知県南国市岡豊町小蓮　高知大学医学部耳鼻咽喉科，教授

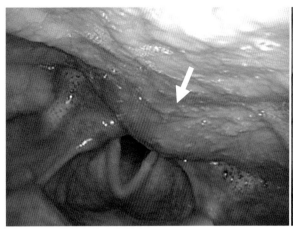 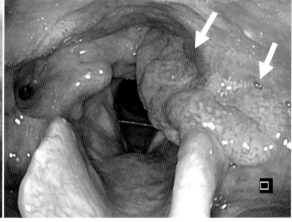

a．頸椎骨棘突出（Forestier 病）　　　　　　　　b．下咽頭癌

図 1. 嚥下内視鏡検査による器質的病変の診断

気管には入らないようにしなければならない．そのために，① 軟口蓋挙上による鼻咽腔閉鎖，② 舌背挙上による口腔と咽頭の遮断，③ 喉頭の前上方への挙上，④ 声門閉鎖による咽頭と気管の遮断，⑤ 舌根の後方運動と咽頭収縮による食物の駆動，⑥ 食道入口部括約筋である輪状咽頭筋の弛緩，が精密なタイミングで遂行される．これらの運動は延髄に局在する嚥下の中枢性パターン形成器（central pattern generator；CPG）により制御される反射運動であり[3]~[5]，それに関わる求心性経路には迷走神経と舌咽神経が，嚥下関連筋への遠心性経路には三叉神経，迷走神経，舌下神経などが関わっている．すなわち，VE による咽頭期嚥下の病態診断では，嚥下器官の感覚機能と運動機能の両者を評価することがポイントになる．

VE による観察項目

VE では，検査食を用いない非嚥下時と検査食嚥下時の嚥下動態の観察を行う[2]．本検査では嚥下時の誤嚥や嚥下後の食物残留の有無を観察するばかりでなく，なぜ誤嚥するのか，なぜ食物が残留するのかを探ることがポイントになる．

1．非嚥下時の観察

鼻咽腔閉鎖，咽頭や喉頭の運動性，喉頭蓋谷や梨状陥凹の唾液貯留の程度，気道防御に関わる声門閉鎖反射や咳反射の惹起性，および器質的病変の有無を見る．これらの所見の左右差も重要である．声門閉鎖反射や咳反射の惹起性を見ることは，咽頭や喉頭の感覚機能の評価の意味を持つ[6]．それらの誘発には内視鏡下の注水法[7]などがあるがやや煩雑であり，簡便には内視鏡の先端を喉頭蓋や披裂部に軽く接触させることでも評価できる．器質的疾患としては頸椎骨棘の突出（Forestier 病），喉頭癌や下咽頭癌などに留意する（図1）．嚥下障害がこれらの疾患の初発症状となることは稀ではない[8]．

2．嚥下時の観察

着色水などの検査食を嚥下させて，嚥下反射惹起のタイミング，嚥下後の咽頭残留の程度（咽頭クリアランス），喉頭流入や誤嚥の有無などを観察する[2][6]．嚥下前に検査食が咽頭に流入する場合（早期咽頭流入）には口腔機能の低下が示唆される．嚥下時には検査食が一瞬見えたのち，咽頭が収縮して内視鏡の視野が一時的に遮られて白くなる（ホワイトアウト）（図2）．これは正常の嚥下運動において重要な所見で，ホワイトアウトが不十分な場合には咽頭収縮不全を，ホワイトアウト前に検査食が喉頭蓋谷や梨状陥凹まで流入するのが観察できる場合には嚥下反射惹起の遅れを意味する．それが高度の場合には，梨状陥凹に検査食が流入してもしばらく嚥下反射が起きないことがある．嚥下後には喉頭蓋谷や梨状陥凹における検査

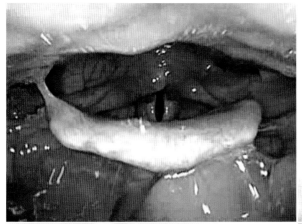
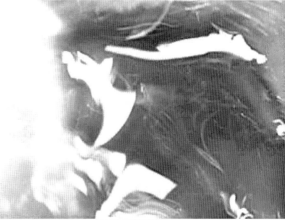
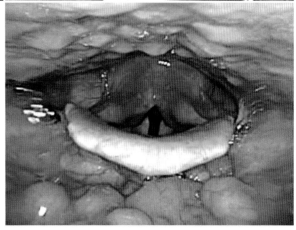

<table>
<tr><td>a</td><td>b</td></tr>
<tr><td>c</td><td>d</td></tr>
</table>

図 2. 着色水嚥下時の正常の嚥下内視鏡検査所見
着色水が咽頭に流入することで嚥下反射が惹起され(a)，一瞬着色水が
見えたのち(b)，ホワイトアウト(c)に至る．視野が回復した際には喉
頭蓋谷や梨状陥凹に着色水残留はない(d)．

食の残留度や，気管内への流入の有無を観察す
る．また，誤嚥がある場合には咳反射や随意的な
咳により誤嚥物を喀出できるかどうかも確認する．

VE 所見のスコア評価法(いわゆる兵頭スコア)

1．スコア評価法の概要

VE の評価にはこれまで簡便かつ客観的な判断
基準が確立されていなかったことから，評価に時
間がかかること，評価結果が検者により一定しな
いこと，嚥下障害の様式や重症度が客観的に判定
できないこと，検査結果に基づいて経口摂取の可
否を判断し難いこと，経時的な比較が難しいこと
などの問題点があった．

Langmore は FEES® Examination：Findings/
Scoring Sheet を提唱し，詳細な評価項目を示し
た[9]．しかし，その評価内容は非常に多岐にわた
り，これらの評価・記録には相当の手間と時間を
要する．Hey らは，PC による評価記録システム
を導入したが，それでも評価には20分程度を要す
る[10]．しかも，嚥下機能評価において重要度の大
きい評価項目と小さい項目との区別が行われてお
らず，評価結果から嚥下障害の病態をどのように
解釈すれば良いかの指標も示されていない．

そこで筆者らは，VE 所見を簡便かつ客観的に
評価することを目的としたスコア評価法(表 1)を
提唱した[6]．これは，検査食非嚥下時の観察項目
として「喉頭蓋谷や梨状陥凹の唾液貯留の程度」お
よび「声門閉鎖反射や咳反射の惹起性」を，着色水

表 1. 嚥下内視鏡検査の兵頭スコア評価シート

	良好←	→不良
梨状陥凹などの唾液貯留	0 ・ 1 ・ 2 ・ 3	
声門閉鎖反射・咳反射の惹起性	0 ・ 1 ・ 2 ・ 3	
嚥下反射の惹起性	0 ・ 1 ・ 2 ・ 3	
咽頭クリアランス	0 ・ 1 ・ 2 ・ 3	
誤嚥 随伴所見	なし・軽度・高度 鼻咽腔閉鎖不全・早期咽頭流入 声帯麻痺・（　　　　　　）	

表 2. 嚥下内視鏡検査の兵頭スコア評価基準

1) **喉頭蓋谷や梨状陥凹の唾液貯留**
　　0：唾液貯留がない
　　1：軽度唾液貯留あり
　　2：中等度の唾液貯留があるが，喉頭腔への流入はない
　　3：唾液貯留が高度で，吸気時に喉頭腔へ流入する

2) **声門閉鎖反射や咳反射の惹起性**
　　0：喉頭蓋や披裂部に少し触れるだけで容易に反射が惹起される
　　1：反射は惹起されるが弱い
　　2：反射が惹起されないことがある
　　3：反射の惹起が極めて不良

3) **嚥下反射の惹起性**
　　0：着色水の咽頭流入がわずかに観察できるのみ
　　1：着色水が喉頭蓋谷に達するのが観察できる
　　2：着色水が梨状陥凹に達するのが観察できる
　　3：着色水が梨状陥凹に達してもしばらくは嚥下反射が起きない

4) **着色水嚥下による咽頭クリアランス**
　　0：嚥下後に着色水残留なし
　　1：着色水残留が軽度あるが，2~3 回の空嚥下で wash out される
　　2：着色水残留があり，複数回嚥下を行っても wash out されない
　　3：着色水残留が高度で，喉頭腔に流入する

3 ml を指示嚥下させた際の観察項目として「嚥下反射の惹起性」および「嚥下後の咽頭クリアランス」の計 4 項目を，それぞれ 0（正常）~3（高度障害）の 4 段階に評価する方法である（**表 2**）.

「唾液貯留」および「咽頭クリアランス」は嚥下器官の運動機能を反映し，「声門閉鎖反射や咳反射の惹起性」および「嚥下反射の惹起性」は主に咽頭・喉頭の感覚機能を反映する. すなわち，本スコア評価法では咽頭期嚥下に関わる運動機能と感覚機能の両者を評価することができる[6)11)]. 誤嚥の程度は，なし，軽度，高度の 3 段階で評価する. 誤嚥をあえてスコア評価しないのは，誤嚥はホワイトアウトに同期することが多いため直接観察し難いことや，喉頭・気管の感覚機能が低下している場合には誤嚥してもむせが見られないことがあり，定量的に評価することが難しいことによる. なお，鼻咽腔閉鎖不全，早期咽頭流入，声帯麻痺や咽頭麻痺，咽頭収縮不全などの異常所見があれ

表 3. 嚥下内視鏡検査結果に基づくリハビリテーション手技

内視鏡所見の異常	対処法	方法と効果
鼻咽腔閉鎖不全	鼻つまみ嚥下 ブローイング訓練	嚥下圧の鼻腔への抜けを防ぐ 鼻咽腔閉鎖機能の改善
早期咽頭流入	口腔機能療法 食形態の工夫 頸部前屈位	口腔器官の機能の改善 喉頭流入しにくい食形態 嚥下運動まで喉頭蓋谷に食塊を貯める
嚥下反射の惹起遅延	嚥下反射惹起の促通(咽頭寒冷刺激) 感覚刺激の増大 頸部前屈位 食形態の工夫	前口蓋弓を冷圧刺激し嚥下反射に関わる感覚機能を改善 食物による刺激を強くして嚥下反射の惹起を促す 喉頭蓋谷に食塊を一旦貯める 咽頭流入のタイミングを調整
咽頭残留	複数回嚥下 うなずき嚥下 頸部回旋嚥下 交互嚥下	一口につき複数回嚥下により咽頭残留を減らす 反動をつけてうなずきながら嚥下する 咽頭麻痺側に頸部を回旋して嚥下する 固形物と液体／ゼリーなど物性の異なる食物を交互に嚥下して残留物の食道への流入を促進
声門閉鎖不全	プッシング法 息こらえ嚥下	声門閉鎖強化訓練 嚥下時の喉頭閉鎖を補強
喉頭流入	頸部前屈位	喉頭蓋谷に食塊を一旦貯めて喉頭への流入を防ぐ
誤嚥	排痰訓練, ハッフィング法 呼吸パターン訓練	誤嚥した食塊や喉頭に残留した食塊を排出する 嚥下後に呼気で誤嚥を防ぐ

ばそれぞれ別途記録することとしている.

　本スコア評価法では検査食に着色水を用いる. 少量の水であれば誤嚥しても安全性が高いこと, 誤嚥しやすい水を用いることで嚥下機能の異常を抽出しやすいこと, および施設間での検査結果の比較が行いやすいこと, の理由による. 必要に応じてとろみ水や実際の食物を嚥下させて嚥下動態を評価してもよいが, それらはあくまでオプションと位置付けている[11].

　このスコア評価法に沿って VE 所見を評価すると, 嚥下障害診療に習熟した医師と臨床経験が浅い医師, または嚥下障害診療に関わる言語聴覚士の評価に, それぞれ有意な相関が認められ, 医療者間での客観的評価が可能になる. また, 誤嚥の程度(なし, 軽度, 中等度)ごとに, 4項目のスコアの合計点を比較すると各群間に有意な差が認められ, 4項目のスコアの合計点は嚥下障害の重症度と相関することが示唆された[6].

2. 治療方針決定への応用

　経口摂取状況を, 経口摂取自立群, 食形態の調整や代替栄養が必要な群, 誤嚥が高度で経口摂取が不可と判断された群に分けて4項目のスコア合計点を比較すると各群間に有意な差が認められた[6]. このことは, 本スコア評価法の結果に基づいて経口摂取の可否の判断が行えることを示しており, 筆者らは4項目の合計点が4点以下であれば経口摂取の自立が可能, 5〜8点であれば経口摂取は可能だが食形態の調整や補助栄養の併用など何らかの介入が必要, 9点以上であれば経口摂取は困難で胃瘻増設や外科的治療も考慮に入れる必要がある, のような判断を行っている[6)11)].

　嚥下リハビリテーションは嚥下障害治療で最も中心的な役割を担い, 多くの治療手技がある. VE により嚥下障害の様式が明らかにできれば, それに対応する治療的手技の選択につなげることができる(表3). たとえば, 早期咽頭流入(図3-a)が認められた場合には, 食塊の口腔保持能力の低下が考えられ, 舌など口腔器官の機能訓練を行う. 食形態ではまとまりがあって潤滑性のあるものを選択する. 声門閉鎖反射の減弱や嚥下反射惹起遅延(図3-b)があると, 食塊の動きに比して気道閉鎖が遅れる. これに対しては, 咽喉頭の感覚機能改善を目的とした咽頭寒冷刺激などが適応となる. 冷やした嚥下食や味覚刺激のある嚥下食を用

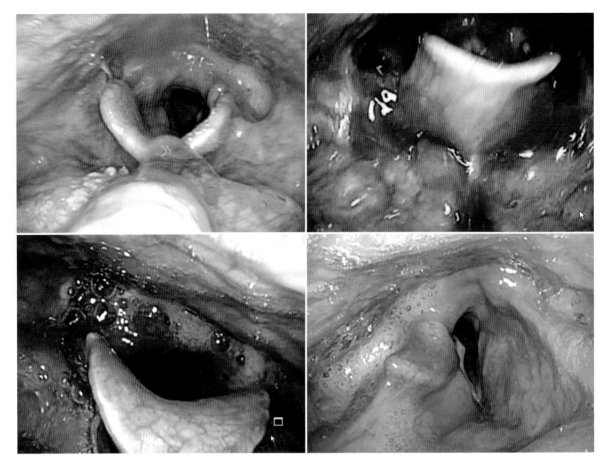

図 3．代表的な嚥下内視鏡検査の異常所見

a	b
c	d

a：早期咽頭流入　　　　　　　　　b：嚥下反射の惹起遅延
c：着色水嚥下後の梨状陥凹への残留　　d：右声帯麻痺

いることも有用である．また，液体にとろみを加
えて咽頭内の移送速度を低下させれば気道閉鎖の
遅れにも対応できる．梨状陥凹や喉頭蓋谷に唾液
や食物の残留が多い場合(**図 3-c**)には，食道入口
部の通過障害や咽頭収縮不全などによる食塊駆動
力の低下が考えられる．これに対しては，残留し
た食塊の通過を促す複数回嚥下，一側咽頭麻痺が
ある場合に健側の下咽頭を開大させ食塊を健側に
誘導する頸部回旋嚥下，液体と固形物など異なる
性状の食物を交互に嚥下する交互嚥下，などが有
効である．一側声帯麻痺による声門閉鎖不全(**図
3-d**)に対しては，声門閉鎖を強化するプッシング
法や息こらえ嚥下などを行う．内視鏡で観察しな
がらこれらのリハビリテーション手技を行うこと
で，その効果をリアルタイムに確認することがで

き，患者にモニターを通して視覚的に確認しても
らうことで，バイオフィードバックや治療意欲の
向上につなげることもできる．さらに治療効果を
経時的に確認するうえでもスコア評価法は有用で
ある．

　以上のように本スコア評価法は，嚥下機能の障
害様式や重症度を客観的に評価できること，経口
摂取の可否の判断を客観的に行えること，嚥下リ
ハビリテーションなどの治療手技の選択につなげ
られる利点がある．さらに，医療者間での情報共
有や電子カルテなどへの記録にも有用である[6)11)]．

文　献

1) 兵頭政光：嚥下障害の診断と対応─機序，検査

法, 治療法―. 日本医事新報, **4527**：59-64, 2011.
2) 日本耳鼻咽喉科学会嚥下障害診療ガイドライン
作成委員会：日本耳鼻咽喉科学会編, 嚥下内視鏡
検査. 嚥下障害診療ガイドライン 2018 年版, 17-
20, 金原出版, 2018.
3) 兵頭政光：咀嚼と嚥下のメカニズム. 日医雑誌,
144：473-476, 2015.
4) 進　武幹：延髄における嚥下のパターン形成機
構. 耳鼻, **40**（補 1）：296-312, 1994.
5) 山脇正永：摂食嚥下運動の神経学的基盤. *Jpn J
Rehabil*, **54**：652-656, 2017.
　Summary　摂食嚥下運動の神経学的メカニズム,
特に感覚入力から CPG での統合処理, および運
動出力の神経機構について解説している.
6) 兵頭政光ほか：嚥下内視鏡検査におけるスコア評
価基準（試案）の作成とその臨床的意義. 日耳鼻,
113：670-678, 2010.
　Summary　嚥下内視鏡スコア評価法を提唱し, そ
のコンセプトおよび嚥下障害の病態評価と治療

への応用についての有用性を報告した.
7) 大前由紀雄ほか：嚥下障害に対する内視鏡下注水
検査の有用性. 日耳鼻, **106**：1078-1083, 2003.
　Summary　口腔から咽頭への食塊移送の影響を除
いた咽頭期の嚥下状況を直接評価できる検査法
として内視鏡下咽頭注水検査を考案し, その有用
性を検討した.
8) 兵頭政光ほか：誤嚥・嚥下障害. 診断と治療, **101**
Suppl：355-361, 2013.
9) Langmore SE, et al：Tutorial on clinical practice
for use of the fiberoptic endoscopic evaluation of
swallowing procedure with adult populations：
Part 1. *Am J Speech Lang Pathol*, **31**：163-187,
2022.
10) Hey C, et al：Computer-assisted documentation
of the fiberoptic endoscopic evaluation of swal-
lowing. *Med Sci Monit*, **15**：MT41-46, 2009.
11) 兵頭政光ほか：嚥下内視鏡検査(2)客観的評価.
MB Med Reha, **240**：79-83, 2019.

輝生会がおくる！

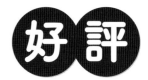

リハビリテーション チーム研修テキスト

―チームアプローチの真髄を理解する―

2022年2月発行	監修 石川 誠 水間正澄
B5判 218頁	編集 池田吉隆 取出涼子 木川和子
定価 3,850円（本体 3,500円＋税）	

専門職による職種を超えたチームアプローチの作り方！

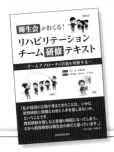

輝生会開設者の石川 誠が最も力を入れてきた
「教育研修」を余すことなく解説。
人材育成、リハビリテーションチームの醸成など
現場教育へ応用していただきたい一書です！

CONTENTS

詳しくはこちら！

全日本病院出版会　〒113-0033 東京都文京区本郷 3-16-4　Tel：03-5689-5989
www.zenniti.com　Fax：03-5689-8030

MB Med Reha **No.291**：**63-66**, 2023

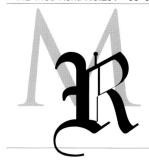

特集／嚥下内視鏡検査(VE)治療・訓練に役立つ Tips
―担当分野ごとのポイントを把握しよう！―

嚥下内視鏡の適応とリスク，臨床倫理的視点も含めて

藤島一郎*

Abstract　嚥下内視鏡検査の適応は広く，摂食嚥下障害が疑われた場合のスクリーニングから摂食嚥下訓練前・訓練中・訓練後またその後の経過観察においても随時施行され治療計画や予後を把握するうえで大変貴重な情報を得ることができる．なぜ検査が必要であるか（適応），どのような手順で検査を行うか，その際のリスクと対応，検査で得られる結果はどのようなものであるか，そのことで今後の診療はどうなるかなどをよく説明して検査の同意をもらう必要がある．比較的安全な検査の1つではあるが，疼痛と失神発作（血管迷走神経反射性失神），鼻出血・咽頭出血，声帯損傷・喉頭痙攣，局所麻酔剤などに対する反応，感染（特に COVID-19）などの合併症が皆無と言うわけではない．

Key words　病態生理（pathophysiology），器質的異常（organic abnormality），鼻出血（nasal bleeding），インフォームドコンセント（informed consent），違法性阻却事由（justifiable cause for noncompliance with the law）

はじめに

嚥下内視鏡検査は比較的安全な検査の1つではあるが，合併症などが皆無と言うわけではない．本稿ではまず内視鏡の適応と臨床倫理的な視点で検査の説明と同意について述べ，次いでリスクを伴う主な合併症と対応の要点を述べる．重要なことは，十分な知識と技術による合併症の予防と発生した合併症に対する適切な対応であり，また，対応が不可能と判断された際には速やかに対応可能な人の協力を仰ぐことである[1]．

嚥下内視鏡検査の目的と適応

検査の目的と適応は大変広く，摂食嚥下障害が疑われた場合のスクリーニングから摂食嚥下訓練前・訓練中・訓練後またその後の経過観察においても随時施行される．嚥下障害の原因や病態理解から，安全な摂食条件の把握などリハビリテー

表 1. 検査の目的と適応

① 咽頭期の機能的異常の評価
② 鼻腔，咽頭，喉頭の器質的異常の評価
③ 代償的方法，リハビリテーション手技の効果確認
④ 患者・家族・メディカルスタッフへの教育指導

ション治療計画や予後を把握するうえで大変貴重な情報を得ることができる．主なものを**表1**にまとめた．

嚥下造影検査施行時にも内視鏡検査を組み合わせて施行することで，追加の情報を得ることができる．ただし，同意の得られない患者，体動が激しい患者，鼻腔の器質的異常で挿入が困難な患者などには施行できない．

嚥下造影検査との比較では嚥下造影検査は被曝

* Ichiro FUJISHIMA，〒 433-8511 静岡県浜松市中区和合北 1-6-1　浜松市リハビリテーション病院，特別顧問

表 2. リスクと合併症，対策

① 疼痛と失神発作(血管迷走神経反射性失神)
② 鼻出血・咽頭出血
③ 声帯損傷・喉頭痙攣
④ 局所麻酔剤などに対する反応
⑤ 感染：特に COVID-19

があり透視室という「限られた場所」で造影剤入りの「検査食」を使用しなければならないという制約があるが，内視鏡検査では「いつでもどこでも(ベッドサイドや在宅)できる」という点が挙げられる．加えて「一般の食品を用いて評価できる」という大きな利点がある．また内視鏡検査では粘膜の状態や分泌物，食物残留の評価に優れているが，観察できる場所が咽頭・喉頭に限定されるという欠点がある．両者にはそれぞれ特徴があり，これらを考慮して嚥下内視鏡検査の適応を決める[2]．

インフォームドコンセント　説明と同意[3]

「インフォームドコンセント(IC)などは知っている」，「いつも実践しているから今さら説明など不要」と考える方も多いと思う．しかし，そこに問題が潜んでいる．本当にインフォームドコンセントを理解し，実践している医療者はどれくらいいるだろうか．「気軽に IC 取ってきた」などという会話を聞くことがある．インフォームドコンセントの基本には人間の人格の尊重があり，自己決定権がある．大変重い意味があるのである．自己決定権を尊重するために，医療者は患者が自己決定するために必要な情報を患者が理解できるように提供しなければならない．インフォームドコンセントが成立するためには多くの裁判が行われ，判例がつみ重ねられて来たことも理解しておく必要がある．

医療においては，侵襲行為の違法性阻却事由の要件として，説明と同意が必要である．医療行為は通常身体に対する侵襲(傷害)を伴うので，インフォームドコンセントのない医療者の侵襲行為は故意の犯罪に該当し，違法となる．医療には「正当

な業務」の要件が満たされれば，違法性が阻却されるとされている．その要件は，① 治療を目的とすること，② 医学上一般に承認された手段方法をもってなされたこと，③ 患者への説明と承諾・同意があることが必要とされる．つまり，侵襲を伴う処置(検査や手術など)の場合は，この要件を充足しないと，傷害罪となる．また，医療者と患者との間は，応召義務を介して，診療契約が結ばれ，両契約者はお互い権利と義務を有するが，医療者の義務としては，報告(説明)義務を患者に対して持っている．

これらのことから，インフォームドコンセントがない医療行為は違法となるため，多くの医療行為について，よく説明して同意文書を取ることとされている．しかし，現実の臨床ではどうしても，説明して署名をもらえば済み，というようになっていないだろうか．嚥下内視鏡検査においても，なぜ検査が必要であるか(適応)，どのような手順で検査を行うか，その際のリスク(後述)と対応，検査で得られる結果(情報)はどのようなものであるか，そのことで今後の診療はどうなるかなどをよく説明して検査の同意をもらう必要がある．「検査の目的，方法，危険性とその処置などの説明は，検査の前に必ず行い，患者や家族の同意を得たうえで検査する．可能な限り文書による承諾を得る」ことは当然であるが，本当に理解して納得しているかどうか今一度よく考えて欲しい．

リスクと合併症，対策

主なものを表2に示した．これらの頻度はかなり低く，かつ筆者自身もほとんど経験したことがないものである．

1．疼痛と失神発作(血管迷走神経反射性失神)

筆者らはほぼ無麻酔で検査を行っているが，患者が強く疼痛を訴える場合は挿入した内視鏡を外鼻孔から引き抜き，2%塩酸リドカインゼリーや8%塩酸リドカインスプレーなどの局所麻酔剤を内視鏡先端部と鼻孔粘膜に塗布する．8%塩酸リドカインスプレーを鼻腔粘膜に直接噴霧する場合

は刺激が強いので注意する．この際，局所麻酔剤が咽頭粘膜や喉頭粘膜に達すると同部の感覚低下を起こすので局所麻酔剤の使用量は可及的に少なくする．検査中に，突然に沈黙，徐脈，血圧下降をきたし，意識を消失することがあるとされる（筆者らは経験していない）．失禁や痙攣などを伴う場合もあり迷走神経の知覚枝に直接的な刺激が加わり引き起こされる場合と，緊張状態から自律神経系の不均衡をきたし，最終的に副交感神経優位となって起こる場合とがあると言われている．最終的には急激な血圧低下（ショック）による脳血流量低下で意識消失となる．

検査前に，被検者の緊張をできるだけ和らげ，内視鏡操作には熟練して，極力愛護的に行うことが大切である．検査中には，被検者に話しかけるなどして緊張を和らげるとともに，顔面が蒼白になったりした場合には，失神発作の前兆である可能性も考慮して，中断する．

失神発作をきたした場合には，検査を直ちに中止し，速やかに仰臥位とし，バイタルサインをチェックし，気道確保，換気，血管確保など救命処置の準備をする．多くの場合は一過性で，意識は戻るが，アナフィラキシーショックとの鑑別が必ずしも容易ではない場合もあり，また，血圧の低下が，虚血性心疾患，脳梗塞などの発症の引き金になる可能性もあるため，常に最悪の事態をも想定した心構えと具体的な準備が必要である．

2．鼻出血・咽頭出血

嚥下内視鏡検査の中では一番起こりやすいものであり，特に操作に習熟していない初心者では注意を要する．鼻腔内の鼻中隔前端（キーゼルバッハ部位），下鼻道後端外側（ウッドルフ静脈叢）の2か所が易出血部位である．生理的に血管が浅在・怒張しており，わずかな接触，擦過などの機械的刺激でも出血する可能性があるため，注意を要する．

それ以外の場所からの出血は，多くの場合，内視鏡挿入操作時に粘膜を損傷したものと考えられる．内視鏡挿入操作で傷つけやすい部位は前鼻孔側より，鼻中隔前端，下鼻甲介前端，中鼻甲介前端，上咽頭後壁（咽頭扁桃：アデノイド）である．それ以外にも強い鼻中隔弯曲や耳鼻咽喉科・口腔外科・形成外科領域の疾患，手術歴・治療歴がある場合には正常な解剖学的構造と大きく異なって見える場合もあり注意を要する．

内視鏡操作による損傷を避けるポイントは，①視野に空間を確認できない時に内視鏡を進めない，②オリエンテーションがわからなくなったら引き戻す，③挿入深度を常に意識するということの3点である．また，初心者では内視鏡先端が上咽頭に到達するまでは，鼻中隔を視野の端に，鼻腔底を視野の下方にとらえながら，鼻腔底がOMライン（外眼角と外耳孔中心を結ぶ線）とほぼ平行であることを意識し，前方の空間に内視鏡を進めるのが安全な挿入のコツである．くれぐれも上方に行かないように注意する．

出血した場合でも出血傾向や凝固障害がなければ安静で自然止血することも多いが，大量出血や少量でも出血が持続する場合には，速やかに耳鼻咽喉科の受診をすすめる．抗凝固剤服薬中や出血傾向が疑われる場合には，特に慎重な内視鏡操作を心がけることが重要である．

3．声帯損傷・喉頭痙攣

検査中に被検者が不意に嚥下したり，また咳嗽などで喉頭が挙上したりする時に内視鏡先端が粘膜にあたり損傷をきたすことがある．特に声門および声門下を観察しようとする際に危険性が高い．声帯粘膜は容易に損傷しやすく，また損傷の程度によっては不可逆性の嗄声をきたすこともある．声帯麻痺や声帯外転障害を呈する多系統萎縮症などの疾患では声門部で気道が狭くなっているので特に注意を要する．

喉頭痙攣とは，喉頭入口部が痙攣性に収縮して狭窄ないし閉塞を起こす状態のことである．左右の声帯が内転・近接し吸気性の喘鳴を呈する程度から，さらに高度になると仮声帯や披裂喉頭蓋襞が絞扼して喉頭入口部の完全閉塞を起こすこともある．特に喉頭前庭以下，迷走神経支配領域に刺

激が加わった時に起こる．通常の嚥下内視鏡検査で起こることは稀と考えられるが，感覚テスト（初心者は行わないこと）としてファイバー先端で喉頭蓋前端，左右披裂，咽頭壁などに軽く接触し，反応を見るような手技を行う場合や被検者が緊張・興奮して過換気状態にあるような場合には起こり得る[4]．なお，咽喉頭感覚に関しては健常者であればファイバーが咽頭腔に入った時点で嚥下反射が起こることが多く，感覚はほぼ正常と判断できる．繰り返す誤嚥性肺炎患者では咽頭，喉頭感覚全体が低下している[5]．喉頭痙攣も軽度であれば酸素を与え落ち着かせ，ゆっくりとした呼吸を促すだけで回復するが，高度になれば加圧呼吸や気道確保などの救命処置を要する．

4．局所麻酔剤などに対する反応

局所麻酔剤や検査用嚥下物に対するアレルギー反応にも注意が必要である．特に局所麻酔剤に関しては，問診にてアレルギーの既往の有無などを確かめておかなければならない．外用の局所麻酔剤では含まれる添加物に対するアレルギーもある．アナフィラキシーショックは稀ではあるが，遭遇した場合には速やかな救命処置が必須である．内視鏡挿入時に起こりやすい失神発作との鑑別が困難な場合もあるため，局所麻酔剤使用の後，すぐに検査に移らず，数分でも様子を観察することが望ましい．

5．感染と対策[6]

これは検者側のリスクである．検査に際してはくしゃみや咳で飛沫が飛びエアロゾル（5マイクロメートル以下の粒子）が発生する．VEは吸引などとともにAGP（aerosol generating procedure：エアロゾル発生手技）であり，COVID-19の流行とともに厳重な感染対策が求められるようになった．必要に応じてPPE（personal protective equipment：個人防護具：通常は手袋，ガウン，サージカルマスク，ゴーグルなど）対応が求められる．日本嚥下医学会ではあえてEB PPE（Eye-Body PPE：ゴーグルとビニルガウンを強調）と表記して，通常のVE検査を行う．COVID-19患者ないし，感染を疑う場合にはFull PPE（キャップ，ゴーグル，N95マスクを使用）を推奨している．

文　献

1) 日本摂食嚥下リハビリテーション学会医療検討委員会：嚥下内視鏡検査の手順2021改訂．日摂食嚥下リハ会誌，**25**(3)：268-280，2021．
　Summary　嚥下内視鏡に関する適応，手技から機器，リスクなどほぼすべてが網羅されている．最新情報もアップデートされ，HPで閲覧も可能であり，随時参考にしていただける内容となっている．必読である．
2) Langmore SE：Endoscopic evaluation and treatment of swallowing disorders, Thieme, 2001.（藤島一郎（監訳）：嚥下障害の内視鏡検査と治療，医歯薬出版，2002.）
3) 稲葉一人：インフォームドコンセントと倫理4原則．藤島一郎（責任編集），はじめてのリハビリテーション臨床倫理ポケットマニュアル，32-43，医歯薬出版，2023．
　Summary　倫理は大変難しく取っつきにくいが，本書は倫理になじみの薄い読者でもわかりやすく書かれている．インフォームドコンセントに関しても歴史的な意義と大切さがわかりやすく解説されている．
4) Aviv JE, et al：The safety of flexible endoscopic evaluation of swallowing with sensory testing (FEESST)：an analysis of 500 consecutive evaluation. *Dysphagia*, **15**：39-44, 2000.
5) 佐藤新介ほか：喉頭ファイバーを用いた喉頭感覚検査による嚥下障害評価．日摂食嚥下リハ会誌**6**(2)：44-52，2002．
6) 日本嚥下医学会 新型コロナウイルス感染対策委員会：新型コロナウイルス感染症流行期における嚥下障害診療指針．嚥下医学，**9**：174-188，2020．（なおHPは最新情報が随時更新されている．〔https://www.ssdj.jp/new/detail/?masterid=113〕）
　Summary　コロナ感染で嚥下の臨床は大きく様変わりした．この診療指針は他学会や海外からも高く評価されているものであり，感染対策を理解するうえでは必読である．

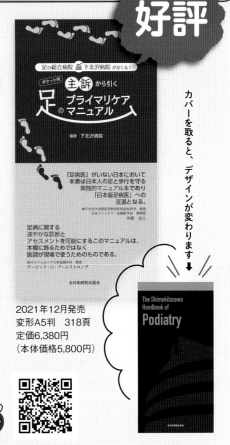
CONTENTS

全日本病院出版会
www.zenniti.com
〒113-0033 東京都文京区本郷 3-16-4　Tel：03-5689-5989
Fax：03-5689-8030

第 29 回日本摂食嚥下リハビリテーション学会学術大会

H　　P：https://www.mediproduce.com/jsdr29/
会　期：2023 年 9 月 2 日（土），3 日（日）
会　場：パシフィコ横浜ノース
　　　　〒 220-0012　神奈川県横浜市西区みなとみらい 1-1-1
　　　　https://www.pacifico.co.jp/visitor/floorguide/tabid/679/Default.aspx
開催方式：現地開催　ならびに　オンデマンド配信（ただし，全講演ではございません．）
　　　　※一部 LIVE 配信もございます．
テーマ：摂食嚥下リハビリテーションと多様性
会　長：芳賀　信彦（はが　のぶひこ）
　　　　東京大学大学院医学系研究科　リハビリテーション医学分野　前教授
　　　　国立障害者リハビリテーションセンター　自立支援局長

一般演題募集期間　WEB サイトをご覧ください．
https://www.mediproduce.com/jsdr29/contents/endai.html

一般演題募集ページ

学術大会　運営事務局：
第 29 回日本摂食嚥下リハビリテーション学会 学術大会
運営事務局　担当：奥村 玲・高橋 滉太・小池 えり子・久保田 恵里
29jsdr@mediproduce.com
150-6090　東京都渋谷区恵比寿 4-20-4
恵比寿ガーデンプレイス グラススクエア PORTAL POINT Ebisu #B5
Phone：03-6456-4018（平日 10：00〜18：00）
FAX：03-6456-4025

第 5 回日本運動器 SHOCK WAVE 研究会学術集会 SHOCK WAVE JAPAN 2023

日　時：2023 年 9 月 24 日（日）9：30〜17：00
大会長：岩堀裕介（医療法人三仁会 あさひ病院 スポーツ医学・関節センター）
会　場：大崎ブライトコアホール
　　　　〒 141-0001 東京都品川区北品川 5 丁目 5-15
　　　　大崎ブライトコア 3F
テーマ：ESWT の更なる臨床応用を目指して
オンデマンド配信期間：2023 年 10 月 5 日（木）正午〜10 月 22 日（日）23：59　※予定
開催形式：集会形式＋オンデマンド配信
定　員：約 300 名（会場）
・新型コロナウイルス感染症の状況をみて最終収容人数を決定します
・オンデマンド配信の視聴者数に定員は設けません
参加費：医師：10,000 円　　コメディカル：4,000 円
・本セミナーの参加費には日本運動器 SHOCK WAVE 研究会の年会費が含まれます．
・本セミナーに参加いただきますと，自動的に 1 年間研究会会員として登録されます．
・オンデマンド配信視聴のみの場合も参加費は変わりません．
主　催：日本運動器 SHOCK WAVE 研究会
ホームページ：http://josst.org/
参加申し込み方法：研究会ホームページより事前参加登録をお願いいたします．
　　　　https://k-convention.net/entry/josst2023/
※オンラインでの登録のみとなります．
　　　事前登録が無い場合，当日ご来場いただいてもご参加いただけます．
※「配信視聴のみ」を選択された場合，当日ご来場いただいてもご参加いただくことはできません．

お問い合わせ：下記研究会事務局メールアドレスへお問い合わせください．
　　　　josst201664@gmail.com

第 39 回日本義肢装具学会学術大会

会　期：令和 5 年 10 月 28 日（土）〜10 月 29 日（日）
大会長：花山耕三（川崎医科大学リハビリテーション医学 教授）
会　場：岡山コンベンションセンター，岡山県医師会館
テーマ：多職種が関わる義肢・装具
問合わせ：第 39 回日本義肢装具学会学術大会　運営事務局
　　　　株式会社 JTB コミュニケーションデザイン事業共創部　コンベンション第二事業局内
　　　　〒 541-0056　大阪市中央区久太郎町 2-1-25 JTB ビル 8F
E-mail：jspo_39@jtbcom.co.jp
詳細は学術大会ホームページをご覧ください。
https://convention.jtbcom.co.jp/jspo39/

四季を楽しむ

ビジュアル **好評**

嚥下食レシピ

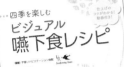

監修・執筆　宇部リハビリテーション病院
田辺のぶか，東　栄治，米村礼子

Swallowing Team

編集　原　浩貴(川崎医科大学耳鼻咽喉科　主任教授)

2019年2月発行　B5判　150頁　定価3,960円(本体3,600円+税)

見て楽しい、食べて美味しい、四季を代表する22の嚥下食レシピを掲載！
お雑煮からバーベキュー、ビールゼリーまで、イベント食、お祝い食に大活躍！
詳細な写真付きの工程説明と、仕上げのコツがわかる動画で、作り方が見て
わかりやすく、嚥下障害の基本的知識も解説された、充実の1冊です。

目次

嚥下障害についての基本的知識
　嚥下障害を起こしやすい疾患と全身状態
　より安全に食べるために
　1.　嚥下の姿勢/2.　嚥下訓練・摂食嚥下リハビリテーション/3.　食事介助を行う場合の留意点と工夫
レシピ
　春　ちらし寿司/ひし餅ゼリー/桜餅/若竹汁/ぶりの照り焼き
　夏　七夕そうめん/うな丼/すいかゼリー/バーベキュー
　秋　月見団子/栗ご飯/鮭の幽庵焼き
　冬　かぼちゃの煮物/クリスマスチキン/年越しそば/お雑煮/昆布巻き・海老の黄金焼き/七草粥/
　　　巻き寿司/いわしの蒲焼き
　その他　ビールゼリー/握り寿司
　Column　α-アミラーゼの秘密/大変身！簡単お肉料理アレンジ/アレンジ!!月見団子のソース　ほか全7本

食べやすさ，栄養，見た目，
味を追及したレシピ！

豊富な写真で工程
が見てわかる！

動画付きで仕上げの
コツが見てわかる！

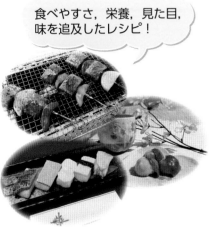

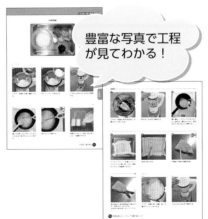

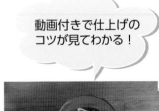

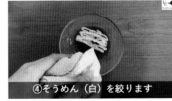
④そうめん（白）を絞ります

全日本病院出版会
www.zenniti.com

〒113-0033 東京都文京区本郷 3-16-4　Tel:03-5689-5989
Fax:03-5689-8030

FAX による注文・住所変更届け

改定：2015 年 1 月

　毎度ご購読いただきましてありがとうございます．

　読者の皆様方に小社の本をより確実にお届けさせていただくために，FAX でのご注文・住所変更届けを受けつけております．この機会に是非ご利用ください．

◇ご利用方法

　FAX 専用注文書・住所変更届けは，そのまま切り離して FAX 用紙としてご利用ください．また，注文の場合手続き終了後，ご購入商品と郵便振替用紙を同封してお送りいたします．**代金が 5,000 円をこえる場合，代金引換便とさせて頂きます**．その他，申し込み・変更届けの方法は電話，郵便はがきも同様です．

◇代金引換について

　本の代金が 5,000 円をこえる場合，代金引換とさせて頂きます．配達員が商品をお届けした際に，現金またはクレジットカード・デビットカードにて代金を配達員にお支払い下さい(本の代金＋消費税＋送料)．(※年間定期購読と同時に 5,000 円をこえるご注文を頂いた場合は代金引換とはなりません．郵便振替用紙を同封して発送いたします．代金後払いという形になります．送料は定期購読を含むご注文の場合は頂きません)

◇年間定期購読のお申し込みについて

　年間定期購読は，1 年分を前金で頂いておりますため，代金引換とはなりません．郵便振替用紙を本と同封または別送いたします．送料無料，また何月号からでもお申込み頂けます．

　毎年末，次年度定期購読のご案内をお送りいたしますので，定期購読更新のお手間が非常に少なく済みます．

◇住所変更届けについて

　年間購読をお申し込みされております方は，その期間中お届け先が変更します際，必ずご連絡下さいますようよろしくお願い致します．

◇取消，変更について

　取消，変更につきましては，お早めに FAX，お電話でお知らせ下さい．

　返品は，原則として受けつけておりませんが，返品の場合の郵送料はお客様負担とさせていただきます．その際は必ず小社へご連絡ください．

◇ご送本について

　ご送本につきましては，ご注文がありましてから約 1 週間前後とみていただきたいと思います．お急ぎの方は，ご注文の際にその旨をご記入ください．至急送らせていただきます．2〜3 日でお手元に届くように手配いたします．

◇個人情報の利用目的

　お客様から収集させていただいた個人情報，ご注文情報は本サービスを提供する目的(本の発送，ご注文内容の確認，問い合わせに対しての回答等)以外には利用することはございません．

　その他，ご不明な点は小社までご連絡ください．

株式会社 全日本病院出版会　〒113-0033 東京都文京区本郷 3-16-4-7 F
電話 03(5689)5989　FAX03(5689)8030　郵便振替口座 00160-9-58753

FAX 専用注文書

5,000 円以上代金引換

ご購入される書籍・雑誌名に〇印と冊数をご記入ください

〇	書 籍 名	定価	冊数
	睡眠環境学入門	¥3,850	
	AKO 手術における私の工夫［Web 動画付き］	¥7,480	
	健康・医療・福祉のための睡眠検定ハンドブック up to date	¥4,950	
	輝生会がおくる！リハビリテーションチーム研修テキスト	¥3,850	
	ポケット判　主訴から引く足のプライマリケアマニュアル	¥6,380	
	まず知っておきたい！がん治療のお金，医療サービス事典	¥2,200	
	カラーアトラス　爪の診療実践ガイド　改訂第 2 版	¥7,920	
	明日の足診療シリーズ I 足の変性疾患・後天性変形の診かた	¥9,350	
	運動器臨床解剖学―チーム秋田の「メゾ解剖学」基本講座―	¥5,940	
	ストレスチェック時代の睡眠・生活リズム改善実践マニュアル	¥3,630	
	超実践！がん患者に必要な口腔ケア	¥4,290	
	足関節ねんざ症候群―足くびのねんざを正しく理解する書―	¥5,500	
	読めばわかる！臨床不眠治療―睡眠専門医が伝授する不眠の知識―	¥3,300	
	骨折治療基本手技アトラス―押さえておきたい 10 のプロジェクト―	¥16,500	
	足育学　外来でみるフットケア・フットヘルスウェア	¥7,700	
	四季を楽しむビジュアル嚥下食レシピ	¥3,960	
	病院と在宅をつなぐ 脳神経内科の摂食嚥下障害―病態理解と専門職の視点―	¥4,950	
	睡眠からみた認知症診療ハンドブック―早期診断と多角的治療アプローチ―	¥3,850	
	肘実践講座　よくわかる野球肘　肘の内側部障害―病態と対応―	¥9,350	
	医療・看護・介護で役立つ嚥下治療エッセンスノート	¥3,630	
	こどものスポーツ外来―親もナットク！このケア・この説明―	¥7,040	
	野球ヒジ診療ハンドブック―肘の診断から治療，検診まで―	¥3,960	
	見逃さない！骨・軟部腫瘍外科画像アトラス	¥6,600	
	肘実践講座 よくわかる野球肘　離断性骨軟骨炎	¥8,250	
	これでわかる！スポーツ損傷超音波診断 肩・肘＋α	¥5,060	
	達人が教える外傷骨折治療	¥8,800	

バックナンバー申込（※ 特集タイトルはバックナンバー 一覧をご参照ください）

⦿メディカルリハビリテーション(No)

No_____　　No_____　　No_____　　No_____　　No_____

No_____　　No_____　　No_____　　No_____　　No_____

※オルソペディクス(Vol/No)

Vol/No_____　Vol/No_____　Vol/No_____　Vol/No_____　Vol/No_____

年間定期購読申込

⦿メディカルリハビリテーション	No.	から
※オルソペディクス	Vol.　　　No.	から

TEL：	（　　　　）	FAX：	（　　　　）

ご住所	〒		
フリガナ		要捺印	診療科目
お名前			

FAX 03-5689-8030 全日本病院出版会行

年　　月　　日

住 所 変 更 届 け

お 名 前	フリガナ		
お客様番号			毎回お送りしています封筒のお名前の右上に印字されております8ケタの番号をご記入下さい。
新お届け先	〒 　　　　都 道 　　　　府 県		
新電話番号	（　　　　　）		
変更日付	年　　月　　日より		月号より
旧お届け先	〒		

※ 年間購読を注文されております雑誌・書籍名に✓を付けて下さい。

☐ Monthly Book Orthopaedics （月刊誌）

☐ Monthly Book Derma. （月刊誌）

☐ Monthly Book Medical Rehabilitation （月刊誌）

☐ Monthly Book ENTONI （月刊誌）

☐ PEPARS （月刊誌）

☐ Monthly Book OCULISTA （月刊誌）

MEDICAL REHABILITATION
■ バックナンバー一覧

各号定価 2,750 円（本体 2,500 円＋税），（増刊・増大号を除く）
在庫僅少品もございます．品切の場合はご容赦ください．
（2023 年 7 月現在）

掲載されていないバックナンバーにつきまして
は，弊社ホームページ（www.zenniti.com）
をご覧下さい．

```
┌─────────────────────────────────────────┐
│　　　　2023 年　年間購読　受付中！　　　　│
│　年間購読料　40,150 円（消費税込）（送料弊社負担）│
│（通常号 11 冊＋増大号 1 冊＋増刊号 1 冊：合計 13 冊）│
└─────────────────────────────────────────┘
```

click

| 全日本病院出版会 | 検　索 | |

次号予告

知っておくべき！
治療用装具・更生用補装具の知識の整理

No. 292（2023 年 9 月号）

編集企画／千葉県千葉リハビリテーション
　　　　　センターセンター長　　菊地　尚久

頚椎装具……………………………古矢　丈雄
腰椎装具……………………………橋本　光宏
側弯症用装具………………………小谷　俊明ほか
上肢装具……………………………大串　　幹
脳卒中患者に対して長下肢装具を使用した
　効果についてのエビデンス……村山　　稔
膝装具………………………………昆　　恵介
脳卒中患者に対する短下肢装具
　……………………………………川手　信行
靴型装具……………………………菊地　尚久
足底挿板・外反母趾用装具………木村　青児ほか
小児疾患に対する下肢装具………鶴岡　弘章

編集主幹：宮野佐年　医療法人財団健貢会総合東京病院
　　　　　　　　　　リハビリテーション科センター長
　　　　　水間正澄　医療法人社団輝生会理事長
　　　　　　　　　　昭和大学名誉教授

No.291　編集企画：
太田喜久夫　藤田医科大学教授

Monthly Book Medical Rehabilitation　No.291

2023 年 8 月 25 日発行（毎月 1 回 15 日発行）
定価は表紙に表示してあります．
Printed in Japan

発行者　　末　定　広　光
発行所　　株式会社　**全日本病院出版会**
〒 113-0033　東京都文京区本郷 3 丁目 16 番 4 号 7 階
　　　　　電話（03）5689-5989　Fax（03）5689-8030
　　　　　郵便振替口座 00160-9-58753

印刷・製本　三報社印刷株式会社　　　電話（03）3637-0005
広告取扱店　**株式会社文京メディカル**　電話（03）3817-8036

© ZEN・NIHONBYOIN・SHUPPANKAI, 2023